药师处方审核培训系列教材（案例版）

易致敏药物的审方要点

广东省药学会　组织编写

总 主 审　郑志华（广东省药学会副理事长兼秘书长）

　　　　　　魏　理（广东省药学会药物治疗学专委会副主任委员）

总 主 编　吴新荣（广东省药学会药物治疗学专委会名誉主任委员）

　　　　　　王若伦（广东省药学会药物治疗学专委会主任委员）

副总主编　刘　韬（广东省药学会药物治疗学专委会副主任委员）

　　　　　　王景浩（广东省药学会药物治疗学专委会副主任委员）

　　　　　　郑锦坤（广东省药学会药物治疗管理专家委员会副主任委员）

主　　编　王颖彦（广东省中医院）

　　　　　　常瑞明（中山大学孙逸仙纪念医院）

副 主 编　袁　鑫（广东省中医院）

　　　　　　刘　颖（广东省药品不良反应监测中心）

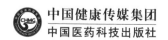

中国健康传媒集团

中国医药科技出版社

内 容 提 要

易致敏药物的审核是审方环节中必不可少的一部分，在审核本类药物时，需要根据药物本身的使用要求，结合患者过敏史、合并用药的情况综合判断患者是否需要进行皮试、口服过敏试验、药物激发试验等，并对合并用药的合理性进行判断并提出意见。本书对于药物致敏的分类及机制、过敏试验的方法及结果解读、易致敏药物的类型及注意事项、审方要点难点等方面做了比较详细的阐述，以期对药师在易致敏药物审核方面提供有实际价值的帮助。

图书在版编目（CIP）数据

易致敏药物的审方要点 / 王颖彦，常瑞明主编. -- 北京：中国医药科技出版社，2024.12. --（药师处方审核培训系列教材：案例版）. -- ISBN 978-7-5214-5123-8

I. R97

中国国家版本馆CIP数据核字第2024YD2219号

美术编辑　陈君杞
版式设计　友全图文

出版　**中国健康传媒集团** | 中国医药科技出版社
地址　北京市海淀区文慧园北路甲 22 号
邮编　100082
电话　发行：010-62227427　邮购：010-62236938
网址　www.cmstp.com
规格　710 × 1000 mm $^1/_{16}$
印张　9 $^3/_4$
字数　168 千字
版次　2025 年 1 月第 1 版
印次　2025 年 1 月第 1 次印刷
印刷　大厂回族自治县彩虹印刷有限公司
经销　全国各地新华书店
书号　ISBN 978-7-5214-5123-8
定价　**45.00 元**

获取新书信息、投稿、为图书纠错，请扫码联系我们。

编　委　会

写给读者的话

亲爱的读者们：

在这个医疗健康领域发展日新月异的时代，我们自豪地呈献给您——《药师处方审核培训系列教材（案例版）》；它既是广大药师对自身角色定位和转变的深刻理解，更是药学服务与实践经验的无私分享。

随着"健康中国"战略的深入推进，医疗卫生服务体系正经历着一场深刻的变革。药师，已从传统的调剂小角色，转向以患者为中心、提供全方位药学服务的新身份，成为人民大众安全、合理用药的重要守护者。

2018年，国家卫生健康委员会办公厅等联合发布的《医疗机构处方审核规范》，将广大医院药师确定为处方审核工作第一责任人，赋予了我们新的使命。这不仅是对药师专业地位的认可，也对药师服务水平提出了更高要求。

在这样的大背景下，广东省药学会及时顺应国家政策导向，满足药师同仁的迫切需求，率先在全国开展"处方审核能力"培训工作。自2018年7月开办全国第一个"审方培训班"起，我们先后组织了由资深药师组成的师资团队、出版了标准的"培训教材"、构建了系统的处方审核培训体系，在全省乃至全国范围内，开展了全方位、多模式处方审核培训。同时，为了满足基层特别是边远地区广大药师的审方培训需求，我们还开辟了线上培训渠道。截至2024年8月，已为全国各省市培训了超过20000名合格的审方药师，约占我国医院药师总人数的4%。基于我们审方培训项目的规范性、实用性，培训效果得到业界充分认可，深受广大药师欢迎，被亲切称为"广式审方培训"。经过培训的药师成为各地、各单位的审方骨干乃至培训老师。

为了规范和引领处方审核培训项目的深入开展，广东省药学会相继发布了《广东省药师处方审核能力培训标准》《处方审核标准索引》（2023年更新），并出版了国内首部审方教材《药师处方审核培训教材》以及配套的《临床处方审核案例详解丛书》。

在历时5年2个月、累计45期线下审方班以及药师自发的线上学习教学实践中，我们的培训专家们收集了大量宝贵的问题处方案例，这些案例对于提升审方药师的处方分析能力和技能具有重要的参考价值。因此，广东省药学会组织了各大医院的专业团队，在处方审核理论丛书的基础上，结合丰富的实战经验，增加了更多、更有代表性的典型案例分析和练习试题，共同编写了这套《药师处方审核培训系列教材（案例版）》。

本套教材可以当作《药师处方审核培训系列教材》的延伸学习材料，内容广泛而全面，实用性强。它不仅介绍了药师审方工作所涉及的法律、法规，审方药师的职责、规范的操作流程，审方所需的检索工具；还概述了各类系统疾病的药物使用原则、不同给药途径、不同应用类别药物的药理、药效学理论；更重要的是，陈述了案例的客观资料，总结了案例特征，并以药品说明书为基础，结合相关"指南"或"专家共识"，全面系统地分析了处方中药物使用的合理性及存在的问题。并列举了各类具有代表性的处方审核真实案例，对案例进行了问题提出、处方分析、干预建议的首创"三步式案例教学"，力求做到科学、规范、实用，真正做到给读者"授人以渔"的师者用心。

书中还提供了大量练习题，并附上答案。通过学习，能够使一线药师得到现场培训的效果，从而更有针对性地提升了药师独立学习、分析问题以及解决问题的思维和实战技能，使他们成为审方骨干。这种理论和案例充分结合的编写模式，也是本丛书的一大特色。

习题集中的不少案例来源于参加国内和广东省内举办的各期审方药师培训班的优秀学员在作业练习中提交的真实案例，具有很高的实用参考价值。在此，我们对所有贡献智慧和经验的学员表示衷心的感谢！

此外，本书也可作为临床药师、临床医师（特别是基层医疗机构年轻的医务人员）、护士、临床药学专业学生的宝贵参考资料。

我们深知，基于医药科技的迅猛发展和编者的知识、能力所限，本丛书所述的案例及机制分析可能存在滞后情况，有些案例的分析和干预建议可能存在一定程度的主观性和局限性。在此，恳请医药学界的专家和广大读者不吝赐教，提出宝贵的批评和指正，以便我们在再版修订时改进、完善。

最后，感谢您选择《药师处方审核培训系列教材（案例版）》。我们承诺，将继续致力于提供高质量的药学教育资源，以支持药师队伍的成长和药学服务水平的提升。

总编组

易引起过敏反应的药物被我们称为易致敏药物。药物过敏是一种特殊的药品不良反应，它可能由不同药物通过不同机制引发，导致患者出现多样的"过敏"症状。这种过敏反应往往难以预测，可能表现为速发型、迟发型或类过敏反应，不仅增加了医疗成本，还可能提高临床风险，严重时甚至危及患者生命，因此它是一个不容忽视的公共健康问题。通过皮试等药物过敏检测方法，我们可以有效地甄别和预测患者是否会发生过敏反应，特别是过敏性休克，从而提高用药的安全性。

为规范医疗机构处方审核工作，国家卫生健康委员会于2018年发布《医疗机构处方审核规范》，为处方审核工作提供了明确的指导。在用药安全中，防范药物过敏是一个重要的环节。为了保障患者的权益，促进临床合理用药，减少不良事件或反应的发生，药师在审核易致敏药物处方时需要给予特别的关注，医疗机构也应逐步提升对此的重视。

《易致敏药物的审方要点》是一本专注于介绍易致敏药物处方审核要点的专业书籍。本书是由长期从事药物处方审核工作的药学专家与临床专家和药学研究者，结合临床用药特点和丰富的实践经验，针对易致敏药物处方审核中常见的、多发的、易错的问题进行了深入地调研后悉心撰写而成。本书内容涵盖了药物过敏的相关概念、发生机制、临床风险及防范途径；详细介绍了常用的药物过敏检测方法如皮内试验、点刺试验；系统阐述了临床常见的易致敏药物种类；并重点介绍了易致敏药物审方的注意事项。每章均附有实际的处方审核案例，并在书末附有三套处方审核试卷。

本书不仅提供了理论基础、药物介绍、方法归纳，还结合了案例解析与课后习题，旨在通过理论与实践相结合的方式，帮助药师们更高效、更准确地进行易致敏药物的处方审核工作。同时，本书也旨在为参与相关药物治疗的青年医师和护士提供用药参考，以更好地保障患者的用药安全。

由于作者的知识水平和实践经验有限，书中可能存在局限性和主观性，导致某些疏漏。我们诚恳地希望专家学者和广大读者提出宝贵的批评和指正意见，以便我们在未来的版本中进行改进和完善。

编　者
2024年4月

目　录

第三章 易致敏的药物种类

第四章 易致敏药物的审方注意事项

第一章 总 论

药物过敏往往不可预测且表现多样，尤其是严重的药物过敏反应，一旦发生可能造成严重的不良事件和更大的医疗负担，成为困扰临床的一个公共医疗问题。随着药物研究的不断进展，越来越多的药物进入医疗领域，一方面给疾病的治疗带来更多的可能，另一方面也引起了更多药物过敏发生的可能。

根据流行病学的调查研究，全球有10%～20%的患者在医疗过程中发生过药物不良反应，其中经证实的药物过敏反应发生率在8%以上。药物过敏导致医疗成本增加，临床风险上升，是一个重要的公共健康问题。世界各国都对药物过敏问题进行研究和规范，以减少因此导致的医疗风险和医疗成本。

能导致药物过敏发生的药物，称为易致敏药物。

对于易致敏药物处方进行谨慎地审核：包括某种药物是否需要进行过敏试验、过敏试验的方法、进行过敏试验的溶媒及剂量、过敏试验结果判定、是否需要设置对照组以及对照组如何设定、联合用药对于过敏试验的影响等诸多因素进行研判，有助于减少临床药物过敏发生的风险，提高医疗质量，也体现了药学工作的专业性。

第一节 药物过敏的类型及机制

一、药物过敏的定义

药物过敏是一个广义的概念，其本质上属于药物不良反应，目前临床往往把使用药物后出现的免疫反应都粗略地归为药物过敏。实际上使用药物之后出现的"过敏现象"可能是由免疫介导的，也可能是由非免疫介导的超敏反应。两者临床表现、治疗方法基本一致，但是其发生机制及预防手段并不相同。

出现药物过敏性的反应，临床症状上很难区分，有学者推荐"药物超敏反应"（drug hypersensitivity reactions，DHRs）作为学术规范用语。但无论哪种过敏反应，均属于药物不良反应。

（一）药物过敏

药物过敏即合格药物制剂（包括有效药和辅料）在正常用法用量下引起的类似过敏症状的不良反应。可能为变态反应，也可能为非变态反应，其发生与否难以预料，严重程度彼此不一，严重者可危及生命。

易致敏药物使用后易出现药物过敏现象的药物，称为易致敏药物。

（二）药物不良反应

药物不良反应（adverse drug reactions，ADRs）是指合格药品在正常用法用量下出现的与用药目的无关的有害反应，与药物治疗的因果关系已确定，是药品的固有属性。

药品不良反应分类有很多种，这里仅介绍一种最简单的药理学分类。这种分类是根据药品不良反应与药理作用的关系将药品不良反应分为三类，即A型反应、B型反应和C型反应。

A型反应：是由药物的药理作用增强所致，其特点是可以预测，常与剂量有关，停药或减量后症状很快减轻或消失，发生率高，但死亡率低。通常包括副作用、毒性作用、后遗效应、继发反应等。

B型反应：是与正常药理作用完全无关的一种异常反应，一般很难以预测，常规毒理学筛选不能发现，发生率低，但死亡率高。包括特异性遗传素质反应、药物过敏反应等。

C型反应：是指A型和B型反应之外的异常反应。一般在长期用药后出现，潜伏期较长，没有明确的时间关系，难以预测。发病机制有些与致癌、致畸以及长期用药后心血管系统变化、纤溶系统变化等有关，部分机制不完全明确，尚在探讨之中。

药物过敏是一个广义的概念，其本质上属于药物不良反应，即合格药品在正常用法用量下出现的与用药目的无关的有害反应。药物不良反应分为A型和B型，A型药物不良反应是指药物原有的药理反应的延伸，其反应是可预见的且一般与用药剂量密切相关，停药或减量后症状可以减轻；B型药物不良反应是指药物的超敏反应或特异质反应，是由免疫/炎症介导的或者与特定的遗传因素相关、不能预见、与药物的原有药理作用无关。药物过敏属于B型药物不良反应。

药物过敏在机制上属于变态反应或者非变态反应，不同的药物可通过不同的机制导致机体出现"过敏"的症状。其中变态反应是由免疫介导的药物不良反应之一，也是临床比较常见的一种情况。非变态反应引起的药物过敏与变态反应引起的药物过敏在表现上可能很相似，但无证据证明其发生与免疫机制有关，例如特殊的物质直接引起支气管的痉挛。但出现药物过敏性的反应，临床症状上很难区分，更多的学者推荐"药物超敏反应"（drug hypersensitivity reactions，DHRs）作为学术规范用语。

探究并理解不同机制导致的药物致敏之间的差异，对于把握处方前置审核的要求有很重要的意义。

二、药物过敏的类型

由于药物种类众多，药物过敏的临床表现、发生机制、预后等非常复杂，关于药物过敏的分类有很多种方法。本书基于药物过敏发生机制，参照DHR分类方法，粗略分为两大类，便于审方药师初步了解本类疾病的特点。

（一）免疫介导的药物过敏

其是由免疫介导的变态反应，也是临床比较常见的一种情况，包括速发型过敏反应和迟发型过敏反应。

1.速发型过敏反应　常发生于首次用药后1小时内，一般由IgE介导的Ⅰ型反应导致。这类过敏反应在临床比较常见，也易于做出因果判断。

青霉素类药物引起的过敏反应就属于这一种。发生青霉素过敏的患者，一般在用药后几分钟内就可能出现皮疹、瘙痒、皮肤潮红、血管性水肿甚至过敏性休克。

速发型过敏反应可通过皮试等检测手段进行甄别，从而减少患者发生严重过敏反应的可能。

2.迟发型过敏反应　一般于用药后1小时发生，有时会延长至用药后数小时、数天甚至数周才出现，这类过敏反应可能是Ⅱ型、Ⅲ型、Ⅳ型过敏反应。

（二）非免疫介导的药物过敏

非变态反应引起的药物过敏与变态反应引起的药物过敏在表现上可能很相似，但无证据证明其发生与免疫机制有关，例如特殊的物质直接引起支气管的痉挛。

这类反应不存在免疫系统受累的证据，但与Ⅰ型过敏反应在临床表现上类似：发生迅速，可出现荨麻疹、血管性水肿甚至全身性过敏反应。例如非甾体类抗炎药可导致易感者出现鼻窦炎、荨麻疹、哮喘等不良反应。

三、药物过敏的机制

（一）免疫介导的药物过敏机制

由免疫介导，具有明确的免疫应答机制的一类反应，一般分为四类。

Ⅰ型：速发型，由IgE介导的免疫细胞活化导致。

Ⅱ型：由抗体介导的细胞破坏引起。

Ⅲ型：由免疫复合物沉淀和补体激活引起。

Ⅳ型：迟发型，由T细胞介导。

1.**速发型药物过敏反应** 主要指Ⅰ型药物过敏，是由IgE介导的Ⅰ型变态反应，其导致的症状可以累及多个器官，且具有一定的遗传性。故通过一定的诊疗手段预防药物过敏反应的发生，是安全使用易致敏药物的重要手段之一。

（1）发生机制 药物中抗原或半抗原激活免疫系统产生IgE抗体，IgE通过受体FcεRI与肥大细胞和嗜碱性粒细胞交联，使机体处于致敏状态。当同一抗原再次进入机体后，与肥大细胞和（或）嗜碱性粒细胞表面的IgE发生特异性结合，引起肥大细胞和嗜碱性粒细胞脱颗粒，释放出组胺、缓激肽等储备介质和白三烯（LTs）、前列腺素 D_2（PGD_2）、血小板活化因子（PAF）多种生物活性物质，作用于机体不同的靶组织、靶器官或靶细胞，产生不同的病理激发效应，引发机体平滑肌收缩，毛细血管扩张，通透性增加，腺体分泌增加，使机体处于过敏状态，即致敏过程主要包括抗原呈递、机体致敏、临床症状产生等阶段。

（2）临床表现 Ⅰ型速发型反应发生速度快，用药后1~6小时发生，多在首次用药后1小时内即可发生。可表现为荨麻疹、血管性水肿、鼻炎、结膜炎、支气管痉挛、喉头水肿、胃肠道症状、过敏性休克。

过敏性休克是外界某些抗原性物质进入机体后，主要通过免疫机制在短时间内发生的强烈全身变态反应综合征，由于抗体与抗原结合使机体释放一些生物活性物质如组胺、缓激肽、5-羟色胺和血小板激活因子等，导致全身毛细血管扩张和通透性增加，心排血量急剧下降，血压下降达休克水平。

过敏性休克的表现与程度，依机体免疫反应强度、用药途径等的不同而存在很大差别。通常突然发生且很剧烈，若不及时处理，常可危及生命。审方药师尤其需关注这部分患者的用药安全，通过药物相关过敏试验的要求对处方进行审核，以保证临床安全用药。

2. 非速发型药物过敏反应　主要由T细胞介导，也有少部分由IgG、IgM或补体介导。这类反应通常发生于用药后1小时之后（6小时后多见），甚至可能发生在用药后数周或数月。其中发生在用药2天后的损害，一般称为迟发型超敏反应。

非速发型的超敏反应主要临床表现有延迟性荨麻疹、斑丘疹、固定药疹、血管炎、多器官损伤等。由于其出现症状较晚，故不合适用皮试等方法进行事前鉴别。往往是在患者出现相关的症状后，才能确诊并治疗。一些与基因密切相关的药物特异性反应，一旦确定诊断后都应尽量避免相关药物的使用。

（二）非免疫介导的药物过敏机制

1. 类过敏反应　是一种非免疫性、非遗传相关的机制，类过敏反应临床表现与Ⅰ型超敏反应类似，如血压下降甚至休克、胸闷、心悸、呼吸困难、组织水肿、头面胸部及四肢红斑、荨麻疹、眼结膜充血、恶心、呕吐等，但其作用机制不同。类过敏反应是药物首次刺激机体产生的类似超敏样反应性病理过程，不需提前接触抗原，不存在致敏过程，患者血清IgE浓度也未见升高，无须免疫球蛋白等抗体及淋巴细胞等免疫系统参与。Ⅰ型超敏反应与类过敏反应的比较见表1-1。

本类反应可能与肥大细胞和嗜碱性粒细胞直接释放炎症介质、缓激肽蓄积、补体通路激活等有关。且本类药物不良反应与用药剂量有一定的相关性。

表1-1　Ⅰ型超敏反应与类过敏反应比较

	Ⅰ型超敏反应	类过敏反应
抗原接触	再次	首次
IgE是否参与	是	否
致敏机制	IgE结合靶细胞，并在相同抗原刺激靶细胞下进行脱颗粒	抗原直接刺激靶细胞脱颗粒；补体系统间接激活刺激靶细胞脱颗粒
脱颗粒释放物质	组胺、激肽原酶、LTS、PAF、PGD$_2$	组胺、激肽原酶、LTS、PAF、PGD$_2$
临床表现	毛细血管扩张、通透性增加、平滑肌收缩、腺体分泌增多	毛细血管扩张、通透性增加、平滑肌收缩、腺体分泌增多

2.特异质反应 是与遗传相关的药物不良反应，例如蚕豆病，是由于患者体内葡萄糖–6–磷酸脱氢酶（G–6–PD）的缺乏导致。这类不良反应由酶代谢异常导致，确诊的患者应该注意相关药物的合理使用。本类反应虽然归于药物超敏反应中，但与免疫机制无关。这类药物的处方审核需要密切关注患者诊断及既往病史。

3.其他 目前一些新型药物如生物制剂，多为大分子蛋白复合物，所导致的药物不良反应的机制与传统药物有所不同，但目前还未在前置审方环节有更多成熟的规则和经验。

四、药物过敏的危险因素

发生药物过敏的危险因素包括性别（女性）、既往药物过敏反应史、反复的药物暴露、遗传因素以及病理生理状态等。

（一）性别

研究表明女性发生药物过敏的风险高于男性，但此差异机制未明。

（二）既往药物过敏史

患者如果既往对某一种或几种药物曾发生过敏反应的，再次使用相同药物导致过敏的风险明显升高，这里患者对于其他药物发生过敏的风险也有所增加，尤其是免疫介导的药物过敏。一项回顾性研究表明，既往有对抗生素过敏的患者对其他药物产生过敏反应的风险增至10倍。在这些患者中观察到了多种多样的临床反应。在曾发生药物过敏的情况下，对于药物的使用应特别谨慎，审方药师对于有"药物过敏史（＋）"的患者，也应特别关注处方可能存在的风险。

（三）反复的药物暴露

相同或相关药物的多次治疗可能导致药物过敏的风险增高。如一般首次用青霉素不会发生过敏，通常在第二次或多次用药后发生。若第一次用药即过敏，可能既往有青霉素接触或暴露史，如生活中无意间接触过青霉菌产生的青霉素，或曾食用过含青霉素食品等。

（四）遗传因素

有研究报道药物免疫反应具有家族性倾向，多种药物和严重药物过敏的数据表明，特定HLA-B等位基因是某种特定药物严重副反应的极显著危险因素，还参与药物向免疫系统的呈递。在汉族人中，卡马西平引起的Stevens-Johnson综合征（Stevens-Johnson syndrome，SJS）/中毒性表皮坏死松解症（toxic epidermal necrolysis，TEN）与HLA-B*15∶02强烈相关。已有研究显示：HLA等位基因（主要为Ⅰ类）与特定药物超敏反应之间有一定关联的。

（五）病理生理状态

患者罹患某些疾病会导致药物过敏发生的风险增高。例如EB病毒感染的患者，更容易发生青霉素过敏反应。获得性免疫缺陷综合征（acquired immunodeficiency syndrome，AIDS）患者对药物产生皮肤反应的概率极高。有特应性/过敏性疾病（如过敏性哮喘）的患者发生药物过敏的风险会增加。特应性疾病可能加剧IgE介导的药物过敏的临床表现。例如，哮喘发作期的患者进行青霉素皮试，一旦出现严重过敏反应，症状会加重。因此，对于过敏患者的审方，也需关注患者过敏史。

（六）年龄

虽然年龄不是药物过敏的已知独立危险因素。但儿童、老年人的皮肤反应性差，可能出现假阴性结果，影响临床用药安全。研究指出患者年龄越大，由于机体生理功能的减退对药物的耐受性及代谢能力就会降低，药物治疗后发生过敏反应的概率就会更高。另外，由于年龄小，儿童生理各项功能发育尚不完善，也是过敏反应发生的高危人群。

（七）其他可能导致药物过敏的因素

1.药物本身因素

（1）复方制剂　复方制剂成分较复杂，过敏反应发生主要与大分子杂质和小分子辅料及部分药效成分有关。如清开灵注射液是由牛黄、水牛角、珍珠母、黄芩、金银花、栀子和板蓝根等组成的中草药复方制剂，其中一些黄酮和多糖类物质进入人体后与大分子物质共价键结合而具有抗原性，在IgE的介导下发生靶细胞脱颗粒反应，释放致敏活性物质，引起临床过敏反应。

（2）制剂工艺　大多数中药注射剂都包含有生产工艺中的蛋白质、多糖、胶体、聚合物、鞣质不溶性微粒等过敏性物质，具有免疫活性能使机体处于致敏状态。如黄芪注射液提取工艺复杂，过敏反应发生可能与在制备过程中混杂的微量不纯成分、存放过程中质量发生变化、使用过程中与常用输液配伍不溶性微粒增加等因素有关。

（3）辅料　中药注射剂中的小分子及药效物质，如辅料聚山梨酯-80和苯甲酸是疑似引起过敏反应最常见的物质。药效成分如绿原酸、黄芩苷、银杏酚酸等，从不具备免疫原性的半抗原，通过与载体交联可成为具有免疫原性的致敏物，或可直接诱导类过敏反应。再加上注射液血药浓度更高，注射后发生过敏反应的概率也较高。

📝 药物辅料致敏案例详解

【案例描述】一年轻女性患者因类风湿关节炎使用甲泼尼龙（1g，iv，qd）进行治疗。患者一直可耐受此药物，但在医院更换药物厂家的首次治疗中，出现皮肤潮红、瘙痒、轻微气促。结合患者用药史，考虑可能为甲泼尼龙辅料引起的过敏反应。停药治疗后，再次给予之前厂家的药物，患者未再出现过敏反应。

【案例分析】药物制剂中存在不同类型的辅料，如苯甲醇、亚硫酸盐、乙二胺四乙酸、葡聚糖、脂肪乳、甘露醇、丙二醇、明胶、乙醇、聚山梨酯等。辅料成分仍然可以作为抗原刺激机体出现抗原抗体的过敏反应。

例如乙醇作为注射剂的辅料之一，与头孢类抗菌药物联合使用，会导致双硫仑反应的出现，如颜面潮红、心悸、胸闷、恶心、呕吐、头痛、头晕、呼吸困难、心动过速、气促、烦躁不安、胸痛、腹痛、视物模糊、出汗等。查体时可有血压下降，心率加速等。苯甲醇作为助溶剂、防腐剂，会引起引发代谢性酸中毒、癫痫发作、哮喘和接触性皮炎等不良反应，也会增加新生儿高胆红素血症的风险。

【干预建议】临床医生往往会忽视药物制剂所含的辅料成分，药物制剂所含助溶剂、防腐剂、渗透压调节剂、抑菌剂、崩解剂因药物给药方式、配伍不当而引发不良反应的情况时有发生。

常用的药物辅料及作用如表1-2。

表1-2　常用药物辅料及作用

辅料名称	作用	辅料名称	作用
丙二醇、乙醇	溶剂	乳糖	矫味剂
聚山梨酯-80	增溶剂、乳化剂	乙二胺	pH调节剂、助溶剂
甘露醇	渗透压调节剂	大豆油	分散剂、溶剂
苯甲醇	防腐剂		

2.医务人员因素

（1）问诊及开具处方不规范 医务人员没有详细询问患者的过敏史，忽略了可能含有的致敏性成分。或要求首次用药前进行皮试的药物未进行过敏试验，忽略皮试法的预测作用，导致过敏反应发生。或由于溶媒使用不当，可能造成pH变化或溶解不充分，造成不溶性颗粒析出而增多，导致过敏反应发生。

医生问诊不规范案例详解

【案例描述】一养老院的患者，因"胃肠炎、营养不良"由养老院的工作人员陪伴入院急诊治疗。因患者年龄高交流有困难，医生在问诊时未问清楚患者是否有药物/食物过敏，就在过敏史一项内填写"无"，给患者开具了脂肪乳注射液。患者在用药30分钟后出现皮肤瘙痒，同时伴有恶心、呕吐的现象。

【案例分析】对大豆过敏的患者，使用脂肪乳注射液之前需要进行过敏试验。在药物说明书中也明确指出：大豆蛋白过敏者慎用脂肪乳注射液。对患者过敏史的详细追问有助于减少不安全用药的因素。本案例中由于追问患者过敏史存在一定的困难，医生未料到患者存在少见的食物过敏情况，导致了不良反应的出现。

大豆是一种营养丰富的食物，含有蛋白质、维生素B_1、维生素B_2、维生素B_6、叶酸、钙、磷、镁、铁和锌。大豆可导致多种IgE介导和细胞介导过敏的临床表现。各种大豆衍生物中蛋白质的含量和这些产品及其蛋白质的特征（如交叉反应性）可能影响过敏结局。

食物过敏原的研究表明，中西方人群有很大的差异。西方人群中麸质、甲壳类动物、鸡蛋、鱼、牛奶、花生、大豆和坚果成分占所有食物过敏反应的90%以上。我国成人食物过敏患者中，约27%对鸡蛋过敏，27%对螃蟹过敏，22%对牛奶过敏，19%对贝类过敏，16%对水果过敏，16%对虾过敏，15%对鱼过敏，5%对肉类过敏，4%对花生过敏，2%对坚果过敏，3%对大豆过敏，1%对小麦过敏。

【干预建议】怀疑患者有IgE介导的食物过敏，都应尽可能转诊过敏专科医生，以便确诊和进行下一步治疗。大多数情况下，皮肤测试是诊断食物过敏的首选方法，因为其具有较高的敏感性和阴性预测值，由过敏专科医生进行。药师在审方中应关注"过敏史"一栏的情况，对于食物过敏的患者，应掌握需要禁忌/慎用的药物，给予医生足够的药物相关信息，以提高用药安全。

（2）处方审核不规范　药师审方时没有审核出处方中超适应证用药、毒性药物超剂量、超疗程，用药交代时未向患者交代用药时的服药禁忌、注意事项等都是过敏反应发生的影响因素。

（3）医疗操作不规范

1）护士对过敏试验操作（皮试液配置、皮试前消毒、皮试液保存）不熟悉或不规范，导致药物过敏的发生。

2）医务人员对过敏试验结果的判断不准确，出现假阴性判断而给药，导致药物过敏的发生。

3）药物贮存、滴注等操作不规范。例如部分中药注射液由于性质不稳定，在贮存时易发生浑浊及沉淀。医务人员在配药时没有仔细检查，可能会导致过敏反应发生。滴注时速度过快，也会使血药浓度升高，致敏物质浓度增加，加大过敏反应发生概率。药物滴注间隔没有冲管，可能引起药物相互作用产生不溶性致敏物质，如双黄连同环丙沙星、诺氟沙星等混合容易产生沉淀。

操作相关的错误案例

【案例描述】患儿，7个月，因开具"阿莫西林分散片"进行皮试。护士用酒精擦拭前臂内侧的皮试部位，力度较大，导致皮试部位在未皮试前出现皮肤发红。护士认为皮试后出现的红晕为酒精擦拭导致，给出了皮试结果阴性的判断，导致患儿出现过敏反应。

【案例分析】本例患儿年幼，皮肤娇嫩，对于碰触的反应较成年人明显。皮试操作及结果的判断具有一定的主观性：例如注射导致的皮试小丘的直径大小与护士操作密切相关，是否产生红晕与观察的光线也有关联性。对于结果为可疑阳性的情况，应保持谨慎的态度，如需再次皮试，设立阴性对照/阳性对照，以便于更客观地判断结果。

【干预建议】各类过敏试验均应严格按照操作规范进行，对于结果为可疑阳性的情况，应保持谨慎的态度。如需再次皮试，设立阴性对照/阳性对照，以便于更客观地判断结果。

五、中药过敏

中药（包括中药饮片和中成药）也有导致药物过敏的风险。中药引起药物过敏的机制主要为Ⅰ型速发型超敏反应和类过敏反应。但是由于中药引起过敏反应的危险因素研究不够清晰，缺乏有效的观察和评价方法，故中药引起的过敏反应目前可以参考的审方规则不多，需要审方药师从导致中药过敏反应的危险因素方面进行全面考虑。

（一）中药引起过敏的机制

中药引起过敏的机制与西药并无本质不同，发生机制也类似。但是对于中药过敏的研究多局限于不良反应个案报道，目前仍缺乏高水平学术研究的支撑。下面就其常见的两类药物过敏情况进行详述。

1.Ⅰ型速发型超敏反应　中药引起的过敏反应多为Ⅰ型超敏反应。部分清热解毒注射液，例如清开灵注射液和鱼腥草注射液中含有绿原酸。有研究显示绿原酸可能作为半抗原与人体内蛋白质结合而成为致敏原，诱发Ⅰ型超敏反应。另有研究者使用豚鼠过敏反应模型，研究了吐温–80及其配置的鱼腥草注射液多次给药所致的过敏反应，发现豚鼠血浆IgE水平升高，动物出现典型过敏反应阳性结果，表明部分中药注射液过敏机制是通过IgE介导的Ⅰ型超敏反应触发的。

2.类过敏反应　类过敏反应（anaphylactoid reaction）指临床反应类似过敏反应的非免疫性反应，临床上约77%急性过敏反应为类过敏反应，即临床所使用药物在进入机体后，无潜伏期，也无变应原特异性IgE抗体产生，在中药注射剂导致的过敏性休克中约75%由类过敏反应引起。许多临床所使用的中药不是抗原也不是半抗原，这些药物进入机体内，不经过潜伏期，无抗原和抗体结合过程，首次用药通常30分钟即可迅速发生与Ⅰ型过敏反应相同的临床表现，如双黄连注射液被认为首次用药就容易出现临床过敏反应。

（二）中药过敏的特殊性

中药引起过敏的危险因素目前暂无权威研究，根据过敏性疾病的发生机制研究，中药与西药导致过敏的发生，本质应类似。但中药制剂的特殊性，导致还有一些需要额外关注的因素，增加了中药过敏的发生率。

1.中药注射剂　中药注射剂成分复杂，绝大多数是复方制剂，过敏反应发生主要与大分子杂质和小分子辅料及部分药效成分有关。如清开灵注射液是由牛黄、水牛角、珍珠母、黄芩、金银花、栀子和板蓝根等组成的中草药复方制剂，其中一些黄酮和多糖类物质进入人体后与大分子物质共价键结合而具有抗原性，在IgE的介导下发生靶细胞脱颗粒反应，释放致敏活性物质，引起临床过敏反应。另外，大多数中药注射剂都包含有生产工艺中的蛋白质、多糖、胶体、聚合物、鞣质不溶性微粒等过敏性物质，具有免疫活性能使机体处于致敏状态。如黄芪注射液提取工艺复杂，过敏反应发生可能与在制备过程中混杂的微量不纯成分、存放过程中质量发生变化、使用过程中与常用输液配伍不溶性微粒增加等因素有关。再者，中药注射剂中的小分子及药效物质，如辅料吐温-80和苯甲酸是疑似引起过敏反应最常见的物质。药效成分绿原酸、黄芩苷、银杏酚酸等，从不具备免疫原性的半抗原，通过与载体交联可成为具有免疫原性的致敏物，或可直接诱导类过敏反应。再加上注射液血药浓度更高，注射后发生过敏反应的概率也较高。

2. **外用制剂**　中药外用制剂成分复杂，除了含有多味中药提取物外还含有乙醇、赋形剂等辅料，增加了过敏的发生率。传统黑膏药的致敏原多为铅丹与植物油在聚合反应过程中产生的诸如醇、醛、酸等小分子，以及过量的铅丹，常被称为"火毒"，是导致皮肤过敏反应的制剂因素。橡胶膏剂的基质辅料因素，如橡胶胶乳中残留的水溶性蛋白质、松香中的树脂酸、溶媒汽油挥发不完全及存在杂质，均有可能引起皮肤过敏反应。此外，药物中存在的小分子半抗原亦可刺激皮肤，导致皮肤接触性皮炎和Ⅰ型过敏反应发生。药物本身的刺激性，如外用药物中芳香类药物占有一定比重，可能导致过敏反应。药用成分为全草的中药饮片可能含有花粉，也可能导致过敏反应发生。

3. **口服制剂**　中药口服制剂过敏反应相比中药注射剂和外用制剂发生频率较低，但口服中药也可能导致过敏反应的发生。一些刺激性成分或动物药、毒性药物、具有光敏性的药物是诱发过敏反应常见的药物因素。

探索中药引起过敏反应的成分、机制，研究事前防范的方法，对于预防中药过敏反应有积极的意义。部分中药注射剂在预防药物过敏方面做了很有益的探索，在药品说明书中也给出了包括详细皮试方法在内的甄别药物过敏的方法，结合患者的危险因素，审方药师应该特别关注这些容易发生过敏的中药处方，给予患者足够的用药安全的保障。

📒 中药饮片致敏案例详解

【案例描述】患者，男性，47岁。因湿疹日久不愈，于皮肤科门诊就诊。患者双腿小腿部湿疹半月余，伴瘙痒，自行药店购买蛇脂软膏外擦，效果不佳。现可见双小腿见丘疹，发红，部分连接成片。患者既往无基础疾病，花粉过敏、无食物、药物过敏史。医嘱开予炉甘石洗剂外用，另开松花粉10g加炉甘石洗剂中外擦，一日3次。患者领药至家中后，接触松花粉后，出现双眼流泪、打喷嚏的过敏症状，自行服用氯雷他定1片后好转。

【案例分析】本例患者因湿疹就诊，炉甘石洗剂用于急性瘙痒性皮肤病如湿疹，松花粉收敛止血、燥湿敛疮的作用，加入炉甘石洗剂中外用能改善湿疹。松花粉为松科植物马尾松、油松的干燥花粉，医生开具处方时没留意患者花粉过敏，药师发药时也没有再次询问患者有无花粉过敏，患者回家接触松花粉后出现了过敏症状。

【干预建议】对于中药饮片中的花粉类药材或花类药材，要注意审核患者有无花粉过敏史。

第二节 药物过敏的临床风险及防范

不同药物过敏的发生率不同，但药物过敏是影响公众健康的重要问题，应引起医疗决策者、医务人员、普通人群的关注。过敏性疾病已被WHO列为最常见的六大慢性病之一，是研究防治的重点。

处方审核作为保证医疗安全的重要环节，正确审核易致敏药物的处方可提高临床用药的安全性，降低药物相关风险。

一、药物过敏的危害

药物过敏的发生会导致医疗成本增加。欧洲药物过敏数据库统计因药物过敏导致医疗成本增加的前3类药物为抗生素、非甾体类抗炎药、造影剂。

因药物过敏的发生与患者生理病理状态密切相关，故在特殊病理状态时发生过敏反应可能会导致更大的临床危害的出现。

（一）围术期过敏

麻醉过程中发生的过敏反应大部分出现皮肤、黏膜症状，但也可能有心血管系统、呼吸系统表现。

麻醉药物导致的围术期过敏，有很大的临床危害，尤其是速发型过敏反应在极短的时间内出现，血压下降、心率增加等情况会对围术期患者产生较严重的影响，甚至危及生命。

过敏反应的严重程度与致敏药物的种类、给药途径、给药速度、给药剂量密切相关。麻醉剂中神经-肌肉阻滞剂导致的 I 型过敏反应比较常见。例如罗库溴铵导致过敏反应的发生率呈剂量依赖性，具体的过敏机制尚不清楚，可能是由于诱导时血液浓度一过性升高，增加IgE抗体活性，产生速发型过敏反应。过敏患者在麻醉诱导后1～10分钟内出现血压下降、心率增快和气道压升高，全身潮红伴有粟粒样红色丘疹，触之温热，双眼睑水肿明显。

一旦出现典型症状，应及时考虑过敏反应，立即采取救治措施。稳定循环和呼吸系统，挽救患者的生命。

（二）特定疾病状态

本身处于过敏性疾病的发作期，例如哮喘的患者一旦发生药物过敏，可能出现更严重的临床症状。

（三）特殊人群

儿童、老年人、孕妇等特殊人群一旦发生药物过敏会造成更为严重的医疗负担，临床应进行更为密切的监测，皮试时设置阴性对照、阳性对照。同时在进行过敏试验时，做好抢救措施，一旦发生药物过敏，立即进行抢救。

二、药物过敏的诊断及长期管理

我国医院大多没有设立独立的过敏反应科，过敏反应专科医生的缺乏，所以各科室临床医生对于药物过敏的诊断、治疗标准并不一致。漏诊、误诊、过度治疗等情况均存在。

患者刚开始使用一种新的药物后短暂时间内即出现荨麻疹、瘙痒、休克等过敏情况，比较容易识别为药物过敏。但临床往往有更为复杂的情况出现：同时接受多种药物治疗、复杂的疾病情况等，会导致药物过敏的诊断比较困难。

临床在诊断时应考虑以下问题：不良事件与怀疑药物使用的时间相关性；临床表现与药物过敏是否一致；药物过敏的机制；停药后的结果；过敏史；

相关实验室检查（过敏试验、药物激发试验等）。这些问题的判断有利于药物过敏的诊断。

一旦确认患者对某种药物过敏，应给患者列出致敏药物的信息清单（包括可能存在交叉过敏的药物），应在患者病历中进行详细记录（包括临床表现、严重程度、可疑药物等），以便于后续医疗进行病历回顾。这一点对于那些无法沟通的严重疾病患者具有非常重要的意义。

三、药物过敏审方的重要性

处方审核是药学专业技术人员运用本专业知识技能，根据相关法律法规、技术规范，对处方的合法性、规范性、适宜性进行审核，并对该张处方是否可以调配发药做出决定。

易致敏药物的审方中，除应注意药物本身、过敏史、诊断等项目外，应特别注意合并用药可能影响皮试结果，有些药物可抑制皮肤反应，导致皮试结果出现假阴性。

审方流程错误案例详解

【案例描述】门诊一儿童患者，因鼻窦炎发作使用青霉素类药物。鼻窦炎的治疗疗程较长（10~14天），门诊处方一般开具7日用药量。故该患者连续在门诊进行治疗的后续处方中，未开具药物皮试。由于处方未能体现该患儿持续治疗的情况，审方药师拦截处方并告知患儿家长找医生重新开具皮试。

【案例分析】序贯治疗的患者，在第一次用药已经皮试的基础上继续用药，不需要继续皮试，但是由于信息系统功能不全或者处方/病历描述不全，导致审方药师对于患者整体治疗情况不了解，会因为处方医生未开具皮试而拦截处方，导致折返或纠纷。

【干预建议】信息系统的完善对于审方环节的支持非常重要，而在未配置智能审方系统的机构，也应建立合理的流程或者在处方/病历中进行相关清晰地描述，以便于审方药师得到足够的信息进行判断。

参考文献

[1] 国家药典委员会.中华人民共和国临床用药须知［M］.北京：中国医药科技出版社，2022.

[2] 孙定人.药物不良反应［M］.北京：人民卫生出版社，2003.

[3] 古德曼.吉尔曼.治疗学中的药理学基础［M］.北京：人民卫生出版社，2004.

[4] 吴新荣，杨敏.药师处方审核培训教材［M］.北京：中国医药科技出版社，2019.

[5] 希恩.C.威曼.马丁代尔药物大典［M］.北京：化学工业出版社，2009.

[6] 中华预防医学会过敏病预防与控制专业委员会预防食物药物过敏学组，药物过敏诊断和预防方案中国专家共识［J］.中华预防医学杂志，2022，56（6）：682-706.

[7] 中国医师协会皮肤科皮肤病科医师分会变态反应性疾病专业委员会.药物超敏反应综合征诊治专家共识［J］.中华皮肤科杂志，2018，（51）11：787-790.

[8] 王焱，范丽萍，宋菊，等.74例中药注射剂不良反应报告分析与探讨［J］.中国中药杂志，2018，43（21）：4347-4351.

[9] 林明宝.中药引发过敏反应的危险因素及中成药致敏成分研究［D］.杭州：浙江大学，2013.

[10] 魏戌，谢雁鸣.中药注射剂不良反应的影响因素与发生机制分析［J］.中国中药杂志，2012，37（18）：2748-2751.

[11] 谭乐俊，王萌，朱彦.中药注射剂的不良反应研究进展［J］.中国中药杂志，2014，39（20）：3889-3898.

[12] 张瑾，白明，苗明三.基于数据挖掘的中药外用致过敏反应及防范［J］.世界中医药，2020，15（03）：364-368.

[13] Gomes E, Gardoso MF, Praca F, et al.Self-reported drug allergy in a general adult Portuguese population［J］. Clin Exp Allergy, 2004, 34（10）: 1597-1601.

[14] Sousa-Pinto B, Fonseca JA, Gomes ER. Frequency of self-reported drug allergy: A systematic review and meta-analysis with meta-regression［J］. Ann Allergy Asthma Immunol, 2017, 119（4）: 362-373.

[15] Cameron SJ, Richmond J. Ampicillin hypersensitivity in lymphatic leukaemia［J］. Scott Med J, 1971（16）: 425.

[16] Kerns D, Shira JE, Go S, et al. Ampicillin rash in children. Relationship to

penicillin allergy and infectious mononucleosis［J］. Am J Dis Child, 1973
（125）: 187.

［17］Moss RB, Babin S, Hsu YP, et al. Allergy to semisynthetic penicillins in
cystic fibrosis［J］. J Pediatr, 1984（104）: 460.

［18］Avila PC, Kishiyama JL. Allergic manifestations in AIDS［J］. Clin Rev
Allergy Immunol, 1996（14）: 433.

［19］Carr A, Swanson C, Penny R, et al. Clinical and laboratory markers
of hypersensitivity to trimethoprim-sulfamethoxazole in patients with
Pneumocystis carinii pneumonia and AIDS［J］. J Infect Dis, 1993（167）:
180.

［20］Jiangzuo Luo, Qiuyu Zhang, Yanjun Gu, et al. Meta-Analysis: Prevalence
of Food Allergy and Food Allergens—China, 2000-2021［J］. China CDC
Weekly, 2022, 4（34）: 766-770.

［21］Hua Feng, Yan Chen, Hongbing Chen, et al. A Methodology of Epidemiologic
Study in the General Population Focusing on Food Allergy—China, 2020［J］.
China CDC Weekly, 2022, 4（34）: 749-755.

第二章　药物过敏的检测方法

对于药物过敏的检测方法，主要集中在Ⅰ型过敏反应和Ⅳ型过敏反应中。过敏原的检测分为：①体内过敏原检测，包括皮内试验（intradermal test，IDT）、皮肤点刺试验（skin prick test，SPT）、斑贴试验和过敏原激发试验；②体外过敏原检测，包括sIgE检测、总IgE检测、嗜碱性粒细胞活化试验等。

本章主要介绍体内过敏原的检测，体外过敏原检测与审方关系不大，在本书中不做赘述。

第一节　皮内试验

一、皮试的定义

皮内试验是比较重要且成熟的一种检测药物过敏反应的方式。"皮试"目前并无统一名称，有皮肤敏感试验、皮肤过敏试验、皮内试验、皮内过敏试验、皮内敏感试验等多种名称，皮试的目的是检测患者体内肥大细胞表面是否存在特异性IgE抗体，如存在则意味着药物进入患者体内后，与肥大细胞接触并与其表面的IgE抗体结合，就会导致肥大细胞活化并合成释放引起过敏反应的炎性介质如组胺等，并在其他炎性介质如前列腺素 D_2 的参与下，导致过敏反应的发生。可表现为：测试皮丘的直径增大、出现红晕、风团以及一些全身性过敏的表现。

由于速发型过敏反应在给药后几分钟内就可以发生，故皮试的结果一般在20～30分钟就可进行判断。皮试是一种安全性比较高的试验，大部分患者并不出现阳性结果，或者出现阳性结果后表现也比较轻微，如只有皮试小丘直径的扩大或红肿等，所以在临床是可接受度比较高的检测药物过敏反应的方法。

审方药师需要明确掌握的是：①药物的过敏反应只是药物不良反应的一种，除了过敏反应之外，药物还可能发生其他不良反应；②皮试只是检测IgE介导的速发型过敏反应的一种方式，并不能检测所有过敏反应；③需要皮试的药物不是一成不变的，需要在医学研究发展中不断更新完善，以确保皮试操作的有效性以及用药的安全性和经济性。

二、皮试的方法

皮试的方法比较固定，主要步骤如下。①部位选择：一般选择前臂屈侧腕关节上方约6cm处的皮肤。②消毒：可选用75%乙醇消毒。③注射：抽取皮试液，在皮内注射成一小丘。④观察：根据说明书的要求，等待15～30分钟后，认真观察注射局部的皮肤，如局部出现红肿，小丘直径增大、局部出现红晕或伴有小水疱等异常者为阳性。⑤设立对照：应设立阴性对照和阳性对照，以减少人为因素影响。⑥当皮试结果为阴性而不能排除患者对该药过敏时，可以在做好救治的准备下，进行药物激发试验。

青霉素皮试是成熟的皮试方法，在《β-内酰胺类抗菌药物皮肤试验指导原则（2021年版）》及各类青霉素制剂的药品说明书中均有明确的皮试方法说明。很多药物的皮试方法均与青霉素皮试类似，但是在皮试液选择及配置浓度、皮试液注入量、结果等候时间等方面有所不同，将在后面章节中详述。皮试的适应证及皮试液选择是审核重点，审方药师需要按照说明书或指导原则要求进行审方。

三、皮试制剂

目前我国各医疗机构使用的皮试制剂基本是临床使用前根据皮试要求自行进行调配的，例如采用逐层稀释法进行青霉素皮试液的配置。皮试制剂配置的过程略繁琐，自行配置的皮试液对于保存时间也有一定的要求。目前也有皮试液的商业化制剂供临床选择。

以青霉素类为例：青霉素类药物的化学结构由噻唑烷环和带有侧链的β-内酰胺环组成，青霉素本身的分子量小，不能组成完整的抗原，其代谢产物作为半抗原，结合体内的蛋白、多肽形成完整抗原，发挥免疫原性。其代谢产物包括：青霉噻唑（为最主要的代谢产物，故称之为主要决定簇），青霉烯酸盐、青霉烷等（因为数量少，统称为次要决定簇），青霉素本身也属于次要决定簇。青霉素类药物由于添加不同的侧链而形成不同的半合成青霉素，侧链也可称为半抗原，导致过敏反应的发生。其中次要决定簇与IgE抗体结合力强，90%～95%过敏性休克的反应由其引起。故青霉素类药物皮试，最好应包括对主要决定簇、次要决定簇及侧链半抗原的全部具有免疫原性的物质。

青霉素皮肤试验建议包括以下试剂：①主要抗原决定簇［青霉噻唑基与多聚赖氨酸共价结合制备而成，称为青霉噻唑酰多聚赖氨酸（penicilloyl-poly-lysine，PPL）］；②次要决定簇混合剂［青霉酸、脱羧青霉噻唑酸等次要抗原决定簇混合物（MDM）］；③针对侧链的皮试液（如患者使用的药物有侧链结构氨苄、羧基苄、苯唑、哌拉西林）。

确认对于某种青霉素过敏的患者，在使用相同或相似的侧链集团的头孢菌素类药物时，并没有太多的经验可借鉴。一般来讲，应尽量避免使用相同或相似的侧链基团的头孢菌素类药物。

四、皮试结果的解读

试结果的预测值在临床上有重要的意义。

阳性结果预测值：皮试结果阳性者一般不会再继续使用该药物，故关于皮试结果阳性预测值的数据有限。以青霉素类制剂为例，有研究认为约50%（33%~100%不等）青霉素皮肤试验阳性患者在接受青霉素激发时会发生速发型变态反应，即便如此，一旦出现皮试结果阳性时，审方药师应建议不再使用该药物，如临床必须用药时，则应做好患者的知情同意及预备抢救措施。

阴性结果预测值：阴性预测值的意义更为重要。仍以青霉素为例，青霉素本身的分子量小，为半抗原，其代谢、降解产物与蛋白质或多肽结合形成可引发过敏反应的完全抗原。青霉素的 β-内酰胺环开环形成的青霉噻唑基，占其分解产物大多数，被称为主要抗原决定簇。青霉素还可形成其他降解物、重排物或降解中间体，例如青霉酸、青霉噻唑酸、脱羧青霉噻唑酸、青霉烯酸、青霉胺等。这些分解产物量少，构成次要抗原决定簇。因此同时使用主要决定簇与次要决定簇进行青霉素皮肤试验的阴性预测值非常高。研究显示，使用主要决定簇+青霉素G［或全套次要抗原决定簇混合物（minor determinant mixture，MDM）］进行青霉素皮肤试验为阴性的患者在接受该药激发时，只有1%~3%出现了轻微、通常呈自限性的反应，说明同时使用主要决定簇与次要决定簇，可以发现更多的青霉素过敏患者。

皮试错误案例详解

【案例描述】一例69岁女性肺癌患者因咳嗽、咳痰加重伴呼吸困难入院，既往无药物过敏史。患者过敏性鼻炎发作，医生开予依巴斯汀片10mg qd 口服。后因肺部感染医嘱予注射用哌拉西林钠他唑巴坦钠4.5g bid ivgtt（皮试阴性后执行）抗感染，开具注射液用青霉素钠80万单位皮试。护士执行青霉素皮试阴性后，予执行哌拉西林钠他唑巴坦钠静滴，静脉滴注约7分钟后患者出现头面部红疹，立即予停药处理，密切监护患者生命体征。

【案例分析】我国青霉素类抗菌药物说明书、现行版《抗菌药物临床应用指导原则》和《中华人民共和国药典临床用药须知》均要求在使用青霉素类抗菌药物之前常规做青霉素皮试。患者使用注射用哌拉西林钠他唑巴坦钠前，开具了青霉素皮试，皮试结果阴性。患者由于服用依巴斯汀片，但医护没有仔细审核医嘱，药师审方时没有及时发现患者使用了干扰皮试结果的抗组胺药，可能导致了青霉素皮试的假阴性结果出现。

【干预建议】审核青霉素皮试医嘱时，应审核患者今日有无使用可能干扰皮试结果的药物，全身应用一代抗组胺药物停药至少2~3天，二代抗组胺药物停药至少3~7天。这种因客观原因无法停药或停足够长时间，应以磷酸组胺作为阳性对照，明确是否为皮肤反应性受抑制而导致假阴性。

第二节　点刺试验

一、点刺试验的定义

皮肤点刺试验（skin prick test，SPT）是一种用以评定皮肤对某类物质敏感度的试验方法，因简单方便、快速灵敏、价格便宜等特点，是临床上最常用的过敏原检测方法，也是一种诊断药物过敏的常用方法。该试验的原理是在患者皮肤内注入微量的可疑过敏原。对于敏感的患者，该过敏原可立即引起皮肤内肥大细胞的反应而导致患者出现相关临床表现，从而快速诊断患者对何种过敏原敏感。对于非IgE介导的过敏反应，不推荐进行皮肤点刺试验。

二、点刺试验的方法

皮肤点刺试验包括以下流程：将过敏原点刺液滴于患者前臂内侧（掌侧），也可以选择除前臂之外的其他部位皮肤，如背部、小腿、腹部等，每滴点刺液应按相同的顺序滴在皮肤上，两个点刺点的间距应≥2cm。再用点刺针轻轻刺破皮肤表层。在15～20分钟后测量风团大小，判读检测结果。检测时应设置阳性对照（盐酸组胺溶液10mg/ml或1mg/ml，组胺溶液刺入皮肤后可导致毛细血管扩张和通透性增加，诱发风团）和阴性对照（0.9%氯化钠注射液加甘油1∶1混合）。

三、点刺试验制剂

欧美国家对大多数吸入性过敏原进行了标准化且提供了较好的诊断试剂，我国经国家药品监督管理局批准的过敏原仅有屋尘螨和粉尘螨，对于药物过敏的点刺试剂暂没有标准化制剂，可根据说明书指示进行点刺试验制剂的制备。

四、点刺试验结果解读

根据风团最大直径，评价结果阳性与否，风团直径至少3mm被认为点刺试验阳性。大多数情况下，点刺试验阳性诊断药物过敏的可能性很大。但阴性结果并不能排除药物过敏。在诊断药物过敏中，当药物点刺试验阴性时，推荐进一步进行药物皮内试验。另外，《过敏原皮肤点刺试验的专家共识》中提出，抗组胺药物会影响点刺试验结果，所以必须要在断药3～7天之后进行。抗抑郁药丙米嗪、皮肤局部外用糖皮质激素如糠酸莫米松、布地奈德等会不同程度对点刺试验的结果造成影响。在进行点刺试验检查前，须详尽询问患者近期使用的药物情况。

📋✓ 并用药干扰点刺试验案例详解

【案例描述】患者，男性，53岁。自诉反复全身皮肤起泛红色斑疹3年。患者3年前无明显诱因开始出现皮肤散发红斑、瘙痒。自以为湿疹遂自服氯苯那敏片及涂抹复方醋酸地塞米松乳膏等，暂时有效却时常有反复，且每次复发范围日益加重，遂到当地医院就诊，诊断为慢性荨麻疹。经治病情缓解出院，然不久后复作，多以氯雷他定抗组胺类、维生素C等药物对症治疗。近一年来，夏季明显，入冬后症状可逐渐缓解，现有部分皮肤已出现皮损且有些已有色素沉着。患者对治疗渐失去信心，心情焦虑失眠，四肢乏力，神疲倦怠，又口服抗抑郁药阿米替林。医生根据患者过往病史和本次检查情况，拟进行变应原皮肤点刺试验诊断慢性荨麻疹变应原。

【案例分析】在进行皮肤点刺试验检查前，须尽可能详尽地询问患者近期药物使用情况，尤其是口服H_1受体抗组胺药的情况，通常建议患者停药1周以上再进行皮肤点刺试验。其他非抗过敏相关的药物如抗抑郁药、抗精神病药等，最好能在停药超过该药物抑制作用持续时间后再进行皮肤点刺试验。但当病情需要无法停药时，判读结果需要考虑其药物抑制的影响。该患者服用三环类抗抑郁药物阿米替林，对H_1受体有阻断效应，从而对皮肤点刺试验结果造成干扰。

【干预建议】停用抗过敏药和抗抑郁药。如果抗抑郁药无法停用，可以改用新型5-羟色胺如氟西汀、舍曲林、艾司西酞普兰等，新型抗抑郁药选择性5-羟色胺再摄取抑制剂对皮肤点刺试验没有显著抑制效应。

并用药干扰点刺试验案例详解

【案例描述】患者，女，10岁。主诉咳嗽、喘息1个月。家长描述治疗经过：1个月前无明显诱因出现咳嗽、喘息，无发热，门诊就诊。诊断为"喘息性支气管炎"，给予口服阿奇霉素、雾化布地奈德、沙丁胺醇治疗，咳喘减轻，仍咳嗽。后再次就诊，诊断为"慢性咳嗽"，又口服阿奇霉素、雾化布地奈德治疗1周，咳嗽未好转。既往史：患儿6岁时出现首次喘息，至今共喘息5次。平时无喷嚏、流涕、鼻塞、鼻痒、眼睛痒。过敏性史：湿疹至今未愈，曾在外院多次就诊，诊断为"特应性皮炎"，给予口服地氯雷他定、局部涂抹氟替卡松乳膏等治疗。无荨麻疹，无食物过敏。家族无哮喘史。父亲有过敏性鼻炎，无皮肤过敏。医生根据患者过往病史和本次检查情况，诊断为支气管哮喘，拟采用标准点刺原液进行变应原皮肤点刺试验，进行导致哮喘发作的过敏原筛查。

【案例分析】通过过敏原皮肤点刺试验可了解哮喘患儿的致敏情况，为采取避免过敏原诱发哮喘措施提供依据，提高药物治疗的合理性。在进行皮肤点刺试验检查前，须尽可能详尽地询问患者近期药物使用情况，该患儿有口服H_1受体抗组胺药地氯雷他定，涂抹糖皮质激素氟替卡松乳膏，雾化使用布地奈德等用药史。H_1受体抗组胺药会影响点刺试验结果的判断，造成假阴性；局部应用的糖皮质激素类药物也可能影响皮肤局部的反应性，影响皮肤点刺试验的结果。

【干预建议】患者如处于严重过敏反应发作期间，应暂缓进行皮肤点刺试验；皮肤点刺试验前应停用H_1受体抗组胺药和糖皮质激素。

第三节　斑贴试验

一、斑贴试验的定义

斑贴试验是一种主要诊断迟发型（Ⅳ型）变态反应的方法，即将少量变应原直接接触皮肤后，观察是否在局部诱发轻度皮炎，从而判断皮肤是否对所测试的变应原接触过敏。用于确定患者是否存在接触性变态反应，并评价接触过敏与皮炎发生之间的关联性。

二、斑贴试验的方法

首先将试验试剂粘在皮肤上，测试部位首选上背部，以脊柱两侧部位最佳，试验应在完好的皮肤上进行，如患者背部面积不足或因其他原因如瘢痕、痤疮或大面积文身等不能选用时，也可选上臂或大腿外侧。下背部和前臂屈侧皮肤由于吸收能力差，易致假阴性，不宜进行斑贴试验。贴敷48小时后除去测试物，半小时后进行第1次结果判读，24~48小时进行第2次判读。综合两次结果判断最后结果。如果只能判读1次，可以让患者在贴敷48小时后自行去除测试物，24小时后就诊判读结果。

三、斑贴试验制剂

斑贴试验测试的变应原多数是小分子化学物质，针对药物致敏原，我国暂无统一的标准化、商业化制剂。液体变应原需预先吸附于滤纸片上。

四、斑贴试验结果解读

变态反应一般为可触及的（隆起性）红斑，重者可以有水疱或大疱，边界不清。皮疹多扩展至测试物外，甚至沿淋巴管扩展呈细红线状，瘙痒明显。去除测试物后皮疹仍然可能加重，然后逐渐消退，持续数天。结果判读要注意鉴别刺激反应，刺激反应表现可完全类似于变态反应。刺激反应的皮疹在去除测试物后一般不会继续加重，至第4天多消退。阴性结果只能说明患者对当前所测的变应原无接触过敏，全阴性结果尚不能完全排除无接触过敏。

审方药师需要掌握的是，斑贴试验前需要停用某些对结果有影响的药物：①糖皮质激素及免疫抑制剂（包括雷公藤制剂等中药）需停药2周；②抗组胺类药物需停药3天；③光疗、放射性治疗等物理治疗方法需停止治疗4周。

并用药干扰斑贴试验案例详解

【案例描述】患者，男性。21岁。自述3个月前双手出现对称性红斑伴瘙痒，至当地医院就诊，考虑疥疮。治疗后效果不佳，患处皮疹较前加重伴明显瘙痒，双手出现红斑、水疱、破溃，局部有疼痛。再次至当地医院就诊，考虑为药物性皮炎，治疗后未见明显好转，双眼睑处搔抓后出现对称性红斑。2天前自用丁酸氢化可的松乳膏和口服抗过敏药。医生根据患者过往病史和现病情诊断为接触性皮炎，拟采用斑贴试剂盒进行斑贴试验筛查接触性致敏原。

【案例分析】接触性皮炎是一种由于外源性刺激物或者抗原暴露引起的炎症性皮肤病，斑贴试验是寻找可能的接触性变应原以建立诊断的标准。斑贴试验前需排除使用抗组胺药、糖皮质激素。

【干预建议】斑贴试验前应停用糖皮质激素丁酸氢化可的松乳膏和抗过敏药。

并用药干扰斑贴试验案例详解

【案例描述】患者，女性。53岁，因出现红斑、丘疹，伴有瘙痒、灼烧感，初诊为"湿疹"。服用复方甘草酸苷片、依巴斯汀片、雷公藤多苷片，外涂地奈德乳膏。医生根据患者过往病史和本次检查情况，诊断为接触性皮炎，拟采用标准筛选系列抗原诊断试剂盒进行斑贴试验筛查接触性致敏原。

【案例分析】斑贴试验作为外源性变应原检测的主要方法之一，对于皮炎湿疹类疾病的诊断和鉴别有重要意义。斑贴试验前需排查患者是否使用糖皮质激素或免疫抑制剂等药物。该患者服用的依巴斯汀为H_1受体抗组胺药，地奈德为糖皮质激素，雷公藤多苷片有免疫抑制作用，皆对斑贴试验结果判断有影响作用。

【干预建议】斑贴试验前应停用原服用或使用的依巴斯汀片、雷公藤多苷片和地奈德乳膏。

第四节　药物激发试验

一、药物激发试验的定义

药物激发试验（drug provocation test，DPT）是在临床应用药物后出现过敏/超敏反应症状时，评估药物和症状因果关系并提供临床药物选择的一种方法，它是一种以寻找阴性结果为目的的体内试验，是目前国际上公认的诊断药物过敏的"金标准"。药物过敏的诊断缺失增加了临床医疗中的用药风险，也导致了不必要的药物升级与药物滥用。但国内广泛开展并应用其结果的医院不多，医生主要的顾虑是激发试验本身也有引起严重过敏的可能，且激发试验的操作方法、结果解读等也有分歧。

二、药物激发试验的方法

药物激发试验的设计：需根据受试者临床病史及用药需求，选取合适的测试方式，设计测试药物的种类及初始剂量、递增剂量和结束剂量，确定每次递增的间隔时间（一般为30分钟）。并根据结果做出药物激发试验的结果判定。目的是在患者使用药物后，出现了过敏/超敏反应的症状，评估药物和症状因果关系并提供药物选择的一种反复。

三、药物激发试验制剂

很多药物可以使用本方法确诊是否存在药物过敏，例如：β-内酰胺类抗生素、非甾体类抗炎药、局部麻醉药等。测试药物的剂型规格需根据不同受试者本身临床用药需求而决定，给药途径可以是口服或注射。原则上测试用药给药途径与受试者临床使用的给药途径相同，但对于特殊情况下，可以使用相同成分的不同剂型代替。起始剂量一般较小（例如1/10），但可根据药物种类、给药途径、患者过敏史等情况进行调节。试验溶液的稀释浓度不应过低，否则可因浓度太低无法诱发反应。

四、药物激发试验结果解读

阳性结果：患者出现可见的过敏反应，如皮肤红斑、皮疹、风团、黏膜水肿、流涕、流泪、呼吸哮鸣音、心率增加等可以直接判断结果为阳性。同时一些辅助检查结果，如血压、脉搏、呼吸、心率、血氧饱和度、肺通气功能、心电图、心功能检测、血液系统检测结果等也可为结果判定提供依据。阳性结果表明患者再次使用此药物有极大概率出现药物过敏症状。阴性结果是患者在每次给药后及观察期均未出现任何过敏反应的症状，表明患者再次使用此药在临床引起过敏反应的概率很小。

药物激发试验的禁忌证是：①违规药物及其代替品；②受试者慢性基础疾病（不稳定型心绞痛、湿疹、特应性皮炎）未控制，或生命体征不稳定；③感染性疾病发病期：感染未控制和（或）有发热症状；④哮喘未控制，皮肤黏膜损伤未痊愈；⑤既往药物过敏病史中出现严重不可控制的反应和严重威胁生命的反应，如毒性表皮坏死松解症等。

应注意药物激发试验不能预防或者避免速发型变态反应的发生，故在进行本试验前应做好抢救准备，一旦发生速发型变态反应应立即识别并处理。

📋 并用药干扰药物激发试验案例详解

【案例描述】患者，男性，43岁。自诉反复咳嗽、喘息伴鼻塞、流涕、打喷嚏8年，间断使用沙美特罗替卡松粉吸入剂。针对鼻部症状，自觉鼻用喷雾剂（激素类）效果不明显。一年前服用布洛芬片后出现胸闷、鼻塞、流涕、打喷嚏等症状，自服开瑞坦后症状逐渐缓解。否认食物过敏史，否认哮喘及其他过敏性疾病家族史。既往史：曾行颅脑磁共振示全组副鼻窦炎。以过敏性鼻炎伴哮喘收入院，疑非甾体类抗炎药加重呼吸道疾病，拟进行赖氨匹林鼻黏膜激发试验以排查。试验前护理问诊，了解到患者当天有自服中成药鼻炎康，遂暂停试验。

【案例分析】非甾体类抗炎药加重呼吸道疾病，主要发生于哮喘或慢性鼻窦炎伴鼻息肉患者，其症状因为摄入阿司匹林或其他非甾体类抗炎药而加重。鼻腔黏膜激发试验前应停止使用任何影响鼻黏膜反应度的药物，如口服抗组胺药停药48小时至1~2周。中成药鼻炎康片主要成分为广藿香、苍耳子、鹅不食草、麻黄、马来酸氯苯那敏等。马来酸氯苯那敏为组胺H_1受体拮抗剂，试验前服用可能会造成假阴性结果。

【干预建议】护士要掌握患者的用药情况，严格管理患者自带药物，做好用药宣传。停用鼻炎康等对鼻黏膜激发试验的药物，择日再做试验。

第五节 其他试验

一、碘口服试验

文献报道，碘口服试验方法可参照：每天3次服用5%～10%的碘化钾溶液，每次量为5～10ml，连续进行3天。进行碘过敏试验的口服试验后，如果出现口麻、手麻、结膜充血、流涎、头晕、心慌、恶心、呕吐、荨麻疹等症状，则为阳性，说明该患者对碘过敏。在试验期间，医生需要对患者身体进行密切关注，特别关注是否出现不良反应。

碘口服试验需要注意以下几点：①在进行碘口服试验前，需要确定患者是否有过敏史；②确保使用的碘化钾溶液符合相关的药品标准；③需要根据患者的体质和健康状况适量使用碘化钾溶液；④需要密切观察患者的反应，以确保试验过程的安全性；⑤如果患者出现了不适，立刻采取必要的措施以确保患者的安全。

二、点眼试验

医生在严格的操作环境下，将药物的一小部分滴入患者的眼睛，随后观察眼睛是否出现红肿、流泪、痒等症状。如果出现这些症状，则说明患者对该药物存在过敏性。

点眼试验具有简单易行、不需要抽血、直接观察效果等优势，也有药物种类受限（目前根据我国药典的规定，点眼试验通常只适用于少数药物，并不能广泛使用）、结果判定具有一定主观性等劣势。

三、舌下试验

碘等造影剂舌下过敏试验是一种无创伤的、简单且有效的诊断方法。这种试验的主要原理是通过在舌下涂抹造影剂，观察造影剂的吸收以及舌部反应情况，从而诊断可能存在的过敏性疾病。

案例 ❶

【处方描述】

患者信息

性别：女；年龄：52岁。

临床诊断：过敏性鼻炎，急性上呼吸道感染。

处方：

0.9%氯化钠注射液	100ml×3支	100ml	qd	ivgtt
注射用头孢呋辛钠	0.75g×9支	2.25g	qd	ivgtt
0.9%氯化钠注射液	100ml×1支	AST		
注射用头孢呋辛钠	0.75g×1支	AST		

【处方问题】

1.头孢菌素常规不应进行皮试。

2.注射用头孢呋辛钠给药频次不适宜。

【处方分析】

1.不推荐使用头孢菌素前常规进行皮试，仅以下情况需要皮试：既往有明确的青霉素或头孢菌素Ⅰ型（速发型）过敏史患者。药品说明书中规定需进行皮试的。该患者无青霉素或头孢菌素Ⅰ型（速发型）过敏史，使用前无须进行皮试，有过敏性疾病病史，应用头孢菌素前无须常规进行皮试。

2.注射用头孢呋辛钠qd给药，给药频次不适宜，给药频次过少。注射用头孢呋辛钠属于时间依赖性抗菌药物，每日至少两次，处方中给药一次难以达到治疗效果。

【干预建议】

注射用头孢呋辛钠不需皮试。注射用头孢呋辛钠给药频次建议改为q8h或q12h。

案例 ❷

【处方描述】

患者信息

性别：女；年龄：57岁。

临床诊断：高血压；幽门螺杆菌感染；慢性胃炎。

处方：

培哚普利片	2mg×10片	4mg	qd	po
阿莫西林胶囊	0.25g×42粒	0.5g	bid	po
克拉霉素胶囊	0.25g×28粒	0.5g	bid	po

枸橼酸铋钾胶囊	0.3g×42粒	0.6g	bid	po
艾司奥美拉唑片	10mg×7片	10mg	qd	po

【处方问题】

1.用法用量不适宜：阿莫西林用药前必须做青霉素皮肤试验。阿莫西林胶囊在抗幽门螺杆菌的四联方案用量不合理。

2.联合用药不适宜：培哚普利为血管紧张素抑制类药物，可能影响对速发型过敏反应的救治。

【处方分析】

1.现行版《β-内酰胺类抗菌药物皮肤试验指导原则》规定，患者在使用青霉素类抗生素前均需做青霉素皮肤试验。本处方使用阿莫西林却没有进行皮试用药属用法不适宜。

2.阿莫西林是临床上较常用的抗菌药物。由于其具有较强的抗菌作用而被作为幽门螺杆菌感染的首选抗菌药物，与质子泵抑制剂联用可增强其杀菌作用，进而提高幽门螺杆菌根除率。这与阿莫西林口服吸收好、抗幽门螺杆菌作用强、不良反应发生率低和耐药性低有关。在抗幽门螺杆菌的四联方案中，阿莫西林的使用量应为1.0g，一日两次。

3.培哚普利为血管紧张素抑制剂类药物，可能影响对速发型过敏反应的救治。皮肤试验前应停用至少24小时，尤其在存在发生严重过敏反应可能时。

【干预建议】

1.使用阿莫西林胶囊前开具皮试，皮试结果为阴性才可以用药。

2.如果进行皮肤试验需停用培哚普利片至少24小时或更改其他降压药。

3.阿莫西林的口服量修改为1.0g，一日两次。

案例 ③

【处方描述】

患者信息

性别：女；年龄：72岁。

临床诊断：冠心病并发心力衰竭。

处方：

富马酸比索洛尔片	5mg×10片/盒	5mg	qd	po

5%葡萄糖注射液	250ml×1瓶	250ml	qd	ivgtt
丹参酮ⅡA磺酸钠注射液	10mg×2支	40mg	qd	ivgtt
0.9%氯化钠注射液	100ml×2瓶	100ml	bid	ivgtt
心脉隆注射液	100mg×6支	300mg	bid	ivgtt（20滴/分）

【处方问题】

1.用法不适宜　心脉隆使用前需做皮试，皮试阴性者方可使用。本处方未开具皮试属用法不适宜。

2.处方诊断书写不全　使用中成药无中医诊断和证型。

【处方分析】

1.心脉隆注射液适用于益气活血，通阳利水。用于气阳两虚，瘀血内阻所致的心悸、气短、浮肿、面色晦暗、口唇发绀；慢性充血性心力衰竭见上述证候的辅助治疗。本处方未注明中医诊断和证型。

2.说明书要求心脉隆注射液使用前应先做皮试，皮试呈阳性反应者，禁用。皮试呈阴性者，在用药过程中也应密切观察患者，如果出现任何类型的过敏反应或患者主诉与过敏相关的不适，应立即停药并进行积极救治。

【干预建议】

1.完善使用丹参酮ⅡA磺酸钠注射液、心脉隆注射液的中医诊断和证型。

2.开具心脉隆皮试，皮试结果为阴性时才能使用。

参考文献

［1］Confinocohen R，Rosman Y，Meirshafrir K，et al. Oral Challenge without Skin Testing Safely Excludes Clinically Significant Delayed-Onset Penicillin Hypersensitivity［J］. Journal of Allergy & Clinical Immunology in Practice，2017，5（3）：669.

［2］Macy E M，Ngor E . Safely Diagnosing Clinically Significant Penicillin Allergy with Only Penicilloyl-Poly-Lysine，Penicillin，and Oral Amoxicillin［J］. Journal of Allergy and Clinical Immunology，2013，131（2）：AB234.

［3］Fox S J，Park M A . Penicillin Skin Testing Is a Safe and Effective Tool for Evaluating Penicillin Allergy in the Pediatric Population［J］. The Journal of

Allergy and Clinical Immunology: In Practice, 2014, 2（4）: 439-444.

［4］Lin E, Saxon A, Riedl M. Penicillin Allergy: Value of Including Amoxicillin as a Determinant in Penicillin Skin Testing［J］. International Archives of Allergy and Immunology, 2010, 152（4）: 313-318.

［5］Khan B Q, Kemp S F. Pathophysiology of anaphylaxis［J］. Curr Opin Allergy Clin Immunol, 2011, 11（4）: 319-325.

［6］王璐, 龚光明, 苏华. 中药诱导的类过敏反应发生机制及体内外评价模型研究现状［J］. 药物评价研究, 2019, 42（12）: 2471-2477.

［7］李晴, 李蓓蓓, 郑文科, 等. 基于296200例的中药注射剂临床安全性集中监测研究的系统评价［J］. 中国循证医学杂志, 2019, 19（01）: 28-35.

［8］王洪田, 马琳, 王成硕, 等. 过敏原皮肤点刺试验的专家共识［J］. 北京医学, 2020, 42（10）: 966-985.

［9］中国医师协会皮肤科医师分会过敏性疾病专业委员会. 过敏原皮肤点刺试验的专家共识（2020修订版）［J］. 中华皮肤科杂志, 2020, 53（04）: 239-243.

［10］中华预防医学会过敏病预防与控制专业委员会预防食物药物过敏学组. 药物激发试验专家共识［J］. 中华预防医学杂志, 2020, 54（10）: 1060-1068.

第三章　易致敏的药物种类

可导致机体发生过敏反应的药物种类繁多，其中需要且能够在用药前预测的主要是Ⅰ型过敏反应发生频次较高的药物。根据药品说明书以及现行版《药典临床用药须知》的要求，容易发生Ⅰ型过敏反应的药物主要包括部分抗菌药物（以青霉素类、头孢菌素类为主）、部分生物制剂类药物以及部分中药注射剂等。

抗菌药物根据结构类型可分为青霉素类、头孢菌素类、其他$\beta-$内酰胺类、大环内酯类、氨基糖苷类、喹诺酮类、四环素类、磺胺类、糖肽类、硝基咪唑类等。皮试是甄别Ⅰ型过敏反应的重要手段，涉及皮试相关要求的主要是青霉素类药物和头孢菌素类药物。生物制剂类药物如破伤风抗毒素、白喉抗毒素、抗狂犬病血清、抗蛇毒血清注射剂、门冬酰胺酶注射剂等也要求使用前进行皮试。此外，一些其他类药物如部分中药注射剂、细胞色素C注射剂、鱼肝油酸钠注射剂、胸腺素注射剂等也有相应的皮试要求。下文将详细阐述不同类型药物的致敏情况及皮试要求。

第一节　青霉素类药物

一、青霉素类药物致敏概况

青霉素类药物历史非常悠久，是临床上非常重要且常用的一类抗菌药物。青霉素类药物可分为以下几类。①天然青霉素：青霉素G（又称为青霉素）、青霉素V等。②氨基青霉素：阿莫西林和氨苄西林等。③耐酶青霉素：甲氧西林、双氯西林、氯唑西林、氟氯西林、萘夫西林、苯唑西林。④抗假单胞菌青霉素：羧苄西林、替卡西林和哌拉西林。常用的口服制剂有阿莫西林胶囊、阿莫西林/克拉维酸钾片（分散片、干混悬剂）、氨苄西林胶囊。常用的注射制剂有苄星青霉素、注射用阿莫西林克拉维酸钾、注射用氨苄西林及含酶制剂、注射用哌拉西林及含酶制剂等。

青霉素过敏可发生在任何年龄，在药物全身性过敏反应（包括死亡）中，青霉素类药物的应用是首要原因。科学、规范的青霉素皮试对青霉素Ⅰ型过敏反应具有良好的预测作用，其阳性预测值为50%左右，阴性预测值可达97%~99%，可有效降低过敏性休克等严重威胁生命的不良事件的风险。目前我国青霉素类抗菌药物说明书、《抗菌药物临床应用指导原则》和《中华人民共和国药典临床用药须知》均要求在使用青霉素类抗菌药物之前需常规做青霉素皮试。

二、青霉素类药物引起Ⅰ型过敏反应的抗原结构

青霉素Ⅰ型过敏反应的抗原由半抗原结合人体血清或组织蛋白形成，半抗原包括青霉素本身、β-内酰胺环水解产物、合成青霉素的侧链结构及复合制剂中的酶抑制剂等。β-内酰胺环水解产物包括：①青霉噻唑基（penicilloyl，figure），约占水解产物的95%，故称之为主要抗原决定簇（major antigenic determinants）；②其余代谢产物包括青霉噻唑酸、青霉吡唑酸盐等，约占5%，因为数量少，称为次要抗原决定簇混合物（MDM），青霉素本身也属于次要抗原决定簇。次要抗原决定簇对于IgE抗体的亲和力较强，90%~95%的过敏性休克等速发型过敏反应由此类抗原引起，而主要抗原决定簇与IgE的亲和力不强，引起过敏性休克等速发型过敏反应的发生率较低。

三、青霉素类药物皮试液

（一）理想的青霉素皮试液

理想的青霉素皮试液应包括主要抗原决定簇和次要抗原决定簇，具体如下。

1.**主要抗原决定簇**　青霉噻唑基是主要决定簇，与多聚赖氨酸形成的复合物是多价皮肤试验试剂青霉噻唑酰-多聚赖氨酸（penicilloyl-polylysine，PPL）。主要抗原决定簇与IgE的结合力差，较少发生过敏性休克等速发型过敏反应，而较多导致荨麻疹的出现，但是多达75%的青霉素皮肤试验阳性患者仅对PPL起反应，不使用PPL的皮肤试验可能无法发现许多对青霉素过敏的患者，所以PPL对可靠的皮肤试验至关重要，不应忽视。

2.**次要决定簇混合剂**　亦为青霉素代谢产物。包括青霉素G、青霉噻唑酸苄酯和青霉吡唑酸苄酯，次要决定簇尽管数量少，但是其与IgE的结合能力强，90%~95%的过敏性休克由其引起。有研究发现，用PPL加MDM进行

皮肤试验的阴性预测值，与仅用PPL加苄青霉素进行试验的阴性预测值相似。在次要决定簇中，各抗原物质对于皮试结果的影响权重如何，还未见权威报道。

（二）氨基青霉素致敏结构及皮试液的研究

研究显示，对氨基青霉素类选择性过敏的患者形成的IgE抗体至少可以部分识别R基侧链，而不是核心青霉噻唑基决定簇。对这些患者进行皮肤试验时，患者仅对阿莫西林或氨苄西林有阳性反应，而对PPL、苄青霉素和MDM反应呈阴性。同时，由于两者的结构相似但不相同，患者有可能选择性对阿莫西林或氨苄西林中的一种药物过敏，但对另一种药物不过敏。其余青霉素类药物的侧链例如哌拉西林，也可发生特异性致敏，而且青霉素复方制剂，例如阿莫西林–克拉维酸钾，也可能发生克拉维酸的特异性过敏。对R集团侧链发生速发型过敏但可以耐受青霉素患者的发生率报道很不一致，该情况在北美似乎并不常见。美国的一份研究显示，在5006例受试者中仅有0.14%患者对于氨基青霉素过敏，而在欧洲的研究中，这个比例高达1/3。需要注意的是，如果氨基青霉素（如氨苄西林、阿莫西林）与患者的过敏史和现治疗有关，除使用青霉素G皮试外，还应使用氨基青霉素皮试，即针对半合成青霉素侧链结构作为抗原决定簇进行皮试。

（三）我国青霉素类药物皮试液情况

青霉噻唑盐和青霉吡唑酸盐在大多数国家无商业供应，目前我国尚无PPL、青霉噻唑盐和青霉吡唑酸盐商业供应。文献报道，仅以青霉素G进行皮试，由于其含有降解产物，仍可预测90%～95%由次要抗原决定簇所致的速发型过敏反应。

一般情况下，我国青霉素类药物的皮试液为青霉素G，即无论患者实际治疗药物为青霉素G、其他青霉素类药物或者含酶抑制剂，均使用青霉素G进行皮试。针对氨基青霉素的皮试部分应给予关注。此外，应同时以组胺（浓度0.01g/L）为阳性对照和生理盐水为阴性对照，以帮助鉴别假阳性和假阴性。

四、青霉素类药物皮试方法、皮试液配制及结果判读

（一）皮试方法

根据《药典临床用药须知》和卫健委发布的《β–内酰胺类抗菌药物皮肤

试验指导原则》（2021年版）中的推荐，青霉素皮试包括传统的皮试方式以及快速仪器试验法。快速仪器试验法为无创伤的过敏试验，以电脉冲将青霉素皮试液导入皮肤（青霉素的皮试液浓度为1万U/ml），此法具有无痛、便捷的优点。目前应用此法的只有少数医疗机构，其临床价值有待观察。传统皮试包括点刺试验和皮内试验，目前国内青霉素皮肤试验常规采用皮内试验。

（二）皮试液配制

利用青霉素钾盐或钠盐进行逐级稀释的方法配制。青霉素钾盐或钠盐以0.9%氯化钠注射液配制成为含20万U/ml青霉素溶液（每瓶80万U，注入4ml 0.9%氯化钠注射液即成）→取20万U/ml溶液0.1ml，加0.9%氯化钠注射液至1ml，成为2万U/ml溶液→取2万U/ml溶液0.1ml，加0.9%氯化钠注射液至1ml，成为2000U/ml溶液→取2000U/ml溶液0.25ml，加0.9%氯化钠注射液至1ml，成为500U/ml浓度的青霉素皮试液。

目前国内也有成熟的青霉素皮试制剂供应，每瓶含青霉素钠2500U，使用该品仅需一次稀释，可节约操作时间、减少工作量，且避免因多步稀释可能导致的剂量误差、污染及因此导致的假阳性、假阴性。

（三）结果判读

1.根据现行版《β-内酰胺类抗菌药物皮肤试验指导原则》《中华人民共和国药典临床用药须知》，皮内注射体积为0.1ml，注射15～20分钟后，皮丘直径>1cm或较前扩大 3mm 以上为阳性，伴有红晕或痒感更支持阳性结果。若皮丘无增大，周围无红肿、无红晕，则为阴性结果。

2.青霉素皮试阴性表示发生过敏性休克等速发型过敏反应的风险较低，可接受青霉素类药物治疗，但仍有发生速发型过敏反应的风险，尤其是首次给药时。此外，青霉素皮试不能预测起疱性皮疹如Stevens-Johnson综合征、大疱表皮剥脱松解症以及溶血性贫血、间质性肾炎等Ⅱ、Ⅲ、Ⅳ型过敏反应。因此，应详细询问药物过敏史，给药期间需要严密监测患者不良反应。

3.青霉素皮试阳性提示患者发生过敏性休克等速发型过敏反应的可能性高达50%（33%～100%，无阴性对照情况下假阳性率更高），不宜使用青霉素类药物。但青霉素皮试仍有近半数为假阳性，且特异性IgE抗体可随时间衰减（半衰期10～1000天），发生速发型过敏反应者有50%在5年内不再过敏，80%在10年内不再过敏，这些患者今后仍可重复青霉素皮试、评估能否应用青霉素类药物。既往青霉素皮试阳性患者，如无青霉素过敏反应的临床表现，应在过敏史中表述为"曾青霉素皮试阳性"，而不应表述为"青霉素过敏"。

五、青霉素类药物皮试禁忌证及注意事项

（一）注意事项

1.皮试前需详细询问患者是否有青霉素类、头孢菌素类或其他药物过敏史，有无家族过敏性疾病史，若有，需详细询问过敏反应症状，发生过敏反应的时间等。

2.极少数高敏患者可在皮肤敏感试验时发生过敏性休克，常于注射后数秒钟至5分钟内出现，应立即按照过敏性休克抢救方法进行救治。即皮试本身亦可能导致速发型过敏反应，应有抢救设备与药品准备。

3.试验用药含量要准确，皮试液应现用现配为佳，若需要保存，宜4℃冷藏，且配制后在冰箱中保存时间不应超过24小时。

4.若受试者对皮肤消毒剂过敏（如患者对乙醇等过敏），或皮试时消毒液未干，消毒液随针眼渗入皮内，产生刺激可出现假阳性反应。

（二）药物对皮试的影响

1.4~6周内发生过β-内酰胺类药物严重过敏反应的患者进行皮试，由于sIgE在严重过敏反应发生时已被大量消耗，皮试可能出现假阴性结果。如需进行皮试，建议在反应发生4~6周后进行。

2.哮喘控制不佳或哮喘急性发作期患者进行皮试，一旦出现严重过敏反应，症状会更重，因此皮试最好在哮喘控制期进行；若必须在非控制期进行皮试，需加强监测。

3.β受体拮抗剂及血管紧张素转化酶抑制剂可影响对严重过敏反应的救治。有严重过敏反应高危因素的患者，皮试前应至少停此类药物24小时。

4.使用可能影响皮试结果判定的药物应停药一段时间：全身应用一代抗组胺药物停药至少2~3天，二代抗组胺药物停药至少3~7天，全身较长时间应用糖皮质激素停药至少7天，丙米嗪类抗抑郁药、吩噻嗪类抗精神病药停药至少7天，对皮试的影响才能消除。

六、氨基青霉素皮试

只要患者主诉对氨基青霉素类（如阿莫西林、氨苄西林）发生过速发型全

身反应，皮肤试验就应该包含这类药物，因为对氨基青霉素类选择性过敏的患者形成的IgE抗体至少可以部分识别R基侧链，而不是核心青霉噻唑基决定簇。皮试时，这些患者可能仅对阿莫西林或氨苄西林有阳性反应，而对青霉素G呈阴性反应。据报道，浓度为3～25mg/ml的氨基青霉素无刺激性，可以用于皮肤试验。然而目前对氨基青霉素类皮肤试验的研究还不够深入，关于预测值的现有数据也非常少。

七、特殊人群的青霉素皮试

（一）妊娠

研究表明，可在妊娠患者中安全进行青霉素皮试。

（二）儿童

在临床中儿童往往也选择与成人一样的剂量，目前未见儿童青霉素皮试的深入研究。

八、青霉素皮试实践中的问题

现行版《中华人民共和国药典》《中华人民共和国药典临床用药须知》规定，无论采用何种给药途径，使用青霉素类抗菌药物前必须先做青霉素皮试，然而在实践中仍存在一些困扰审方药师的问题。例如，口服青霉素执行使用前皮试的制度有一定的操作困难，尤其是在门诊，而且患者对于皮试本身具有一定抵触（例如怕痛、觉得没必要等）。另外，连续使用青霉素类药物时，更换批号或厂家是否需要重新皮试？停药超过72小时是否需要重新皮试？长效青霉素是否每次使用前均需要皮试？对于这些问题没有权威且明确的规定，各医疗机构的执行标准也有所不同，目前可参考的执行建议如下。

1.《β-内酰胺类抗菌药物皮肤试验指导原则》（2021年版）提到，对于口服青霉素，根据世界卫生组织对青霉素皮试的推荐意见，在充分研究、推进修订药品说明书、相关文件、权威著作的基础上，需精准定位青霉素皮试适应证，并从口服青霉素类药物做起，逐步取消常规青霉素皮试筛查。但是目前尚没有明确文件指出口服青霉素不需要皮试。

2.《青霉素类药物更换批号或厂家皮肤试验专家共识》提出，连续使用青霉素类药物过程中，可不必因为更换批号或厂家而重新做皮试。但需注意，用药前应详细询问药物过敏史，用药期间应做好密切观察，并配备好过敏反应抢救的药品和设备，做好充分抢救准备。

3.《青霉素皮肤试验专家共识》《青霉素皮肤试验临床操作专家共识》指出，青霉素类药物在使用过程中停药超过72小时需重新做皮试。而在《β-内酰胺类抗菌药物皮肤试验指导原则（2021年版）》中未详细提及此项内容。

皮试液选择错误案例详解

【案例描述】患者，女性，73岁。因反复咳嗽咳痰5年，加重伴胸闷气促3天入院。患者既往有慢性阻塞性肺疾病（COPD）病史，入院后查炎症指标升高，胸部CT提示双肺多发散在炎症，诊断为慢性阻塞性肺病伴有急性加重。患者既往无食物、药物过敏史，临床医生经验性给予注射用哌拉西林钠他唑巴坦钠4.5g bid ivgtt抗感染治疗，注射用哌拉西林钠他唑巴坦钠皮试阴性后执行。

【案例分析】患者既往有COPD病史，有铜绿假单胞菌感染风险，初始抗感染治疗选择注射用哌拉西林钠他唑巴坦钠，药物选择合理。根据现行版《中华人民共和国药典》《中华人民共和国药典临床用药须知》规定，使用青霉素类抗菌药物前必须先做青霉素皮试。该患者用药前有做皮试，皮试液选择哌拉西林钠他唑巴坦钠原液，皮试液选择欠合理。

【干预建议】目前关于半合成青霉素类皮肤试验的研究还不够深入，关于预测值的现有数据也非常少。一般情况下，我国青霉素类药物的皮试液为青霉素，即无论患者实际治疗药物为青霉素、其他青霉素类药物或者含酶抑制剂，均使用青霉素进行皮试。

第二节　头孢菌素类药物

一、头孢菌素类药物致敏概况

本节所指的头孢菌素主要包括第一代、第二代、第三代、第四代、第五代头孢菌素类抗菌药物及其含酶复方制剂，也适用于氧头孢烯类和头霉素类。头孢菌素是临床最常用的抗菌药物之一，已报道的头孢菌素类过敏反应，轻则为轻度迟发型皮肤反应，重则为IgE介导的危及生命的全身性过敏反应。

过去十年，随着使用量的日益增加，关于头孢菌素类全身性过敏反应的报道越来越多。在法国过敏反应警戒网络（French allergy vigilance network）记录的一项研究中，头孢菌素类占药物引发的严重全身性过敏反应的12%，而中国一项研究发现，在467例抗生素引发的全身性过敏反应中，头孢菌素类所占比例最高（34.5%）。一项研究纳入美国一个大型医疗保健系统的电子健康记录中报告的药物引发全身性过敏反应，其中由头孢菌素所致的比例为6.1/1000014。

任何头孢菌素都可能引起全身性过敏反应，尽管更常报道的是头孢唑林、头孢呋辛和头孢曲松。在世界范围内，特别是在北美，头孢唑林是围手术期全身性过敏反应的主要原因。头孢克洛、头孢呋辛、头孢他啶、头孢噻肟和头孢曲松等其他头孢菌素类引发的全身性过敏反应在世界各地也有报道，但主要发生在欧洲国家，如意大利、西班牙和法国。韩国报道了头孢克洛引起的几种全身性过敏反应；在中国和伊朗，头孢曲松导致了许多死亡事件；在对意大利数据库的分析中，头孢曲松也与最高死亡人数有关。

二、头孢菌素类药物皮试现状

头孢菌素类药物在给药前是否需要皮试仍存在很大争议，目前可参考的执行建议如下。

1.头孢菌素皮试对过敏性休克等严重速发型过敏反应的预测作用循证医学证据不充分。目前美国和大部分欧洲国家不进行头孢菌素皮试，而北欧的一些国家仍规定进行皮试。日本在进行一系列研究后，不再建议进行皮试。

2.《β-内酰胺类抗菌药物皮肤试验指导原则》（2021年版）提出，不推荐在使用头孢菌素前常规进行皮试，仅以下情况需要皮试：①既往有明确的青霉素或头孢菌素Ⅰ型（速发型）过敏史患者。此类患者如临床确有必要使用头孢菌素，并具有专业人员、急救条件，在获得患者知情同意后，选用与过敏药物侧链不同的头孢菌素进行皮试，其结果具有一定的参考价值。②药品说明书中规定需进行皮试的。应当向药品提供者进一步了解药品引发过敏反应的机制，皮试的灵敏度、特异度、阳性预测值和阴性预测值，并要求提供相应皮试试剂。

3.有过敏性疾病病史，如过敏性鼻炎、过敏性哮喘、特应性皮炎、食物过敏和其他药物（非β-内酰胺类抗菌药物）过敏，发生头孢菌素过敏的概率并不高于普通人群，应用头孢菌素前也无需常规进行皮试。但上述患者用药后一旦出现过敏反应，症状可能会更重，应加强用药后观察。

三、头孢菌素类药物引起Ⅰ型过敏反应的抗原结构

头孢菌素以7-氨基头孢烷酸（7-AcA）为母核，含有β-内酰胺环、与β-内酰胺环骈合的六元双氢噻嗪环、7位的R_1取代基和3位的R_2取代基（图3-1）。与青霉素相比，头孢菌素的过敏反应发生率较低，这与头孢菌素的环结构较青霉素类更加稳定有关。

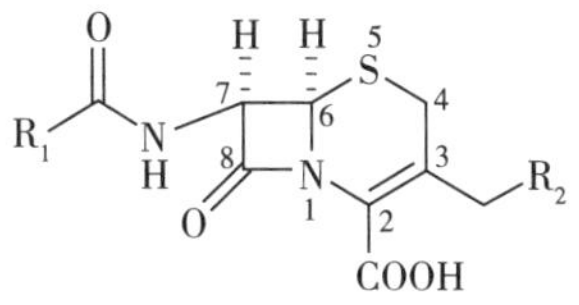

图3-1　头孢菌素类药物母核结构

双氢噻嗪环结构完整时通常不引起过敏，但在给药后该环会迅速分解，然而迄今为止，头孢菌素分解产物尚未完全明确，引发头孢菌素类药物过敏反应的半抗原亦尚不明确，现有证据表明头孢菌素类的抗原决定簇主要由其侧链结构所构成，体外研究表明，患者可能对以下任一结构过敏。

1.包括头孢菌素特异性双氢噻嗪环的整个头孢菌素分子，这是最常见的类型。

2.侧链基团之一，即R_1或R_2，其中对共有的β-内酰胺环上R_1过敏更常见。

3.核心的β-内酰胺环或其代谢产物（不常见）。

四、头孢菌素类药物皮试液

头孢菌素皮试液目前尚未统一，国内皮试液和国外皮试液的种类、浓度和皮试液用量相差很大。国外推荐的皮试液浓度从1~30mg/ml不等，且不同头孢菌素的皮试液浓度也不一致。

目前国内推荐及临床实践建议如下。

1.头孢类药物皮试须使用原药配制皮试液，不能用青霉素皮试液代替，也不能用某一种头孢菌素配制成皮试液做所有头孢类抗菌药物的皮肤过敏试验。

2.近10年内，各种研究曾尝试对头孢菌素类药物皮试浓度作出规定，常见的一种皮试液浓度建议是300～500μg/ml，皮内注射体积为0.1ml。《β–内酰胺类抗菌药物皮肤试验指导原则》（2021年版）统一了皮试液浓度和剂量，即：头孢菌素皮试不引发皮肤非特异性刺激反应的推荐浓度为2mg/ml。若需要皮试，需将拟使用的头孢菌素加生理盐水稀释至2mg/ml浓度配制成皮试液，皮内注射体积为0.02～0.03ml。

3.皮试液浓度及液量也会影响皮试结果，若皮试液浓度过高，受试部位受刺激过大可造成假阳性结果；皮试液浓度过低，则可造成假阴性结果。若注入皮内的药液量过多，初始皮丘过大，局部反应增强，可误判为阳性结果；注入皮内的药液量过少，皮丘太小，可误判为阴性结果。指导原则和各共识推荐的头孢菌素注射总量是一致的，范围为30～60μg。实际临床操作中，若有条件实施精确注射体积0.02～0.03ml，则可将头孢菌素浓度稀释为2mg/ml，若注射体积实在无法精确至0.02～0.03ml，则将头孢菌素浓度稀释至300～500μg/ml，注射体积为0.1ml也是一种权宜方案。

五、头孢菌素类药物皮试结果判读

头孢菌素类药物皮试的结果判读与青霉素类药物一致。

六、头孢菌素类药物皮试注意事项

头孢菌素类药物皮试注意事项参照青霉素类药物。

七、头孢菌素类药物与青霉素类药物的交叉过敏反应

（一）交叉过敏反应机制及发生率

头孢菌素类药物与青霉素类药物结构具有一定的相似性，因此存在交叉过敏反应现象。

头孢菌素类药物和青霉素类药物之间至少有3种相同的抗原决定簇可引起交叉过敏反应：R_1侧链基团、相同或相似的小基团以及β–内酰胺环。目

前研究认为头孢菌素C-7位的R₁侧链与青霉素C-6位的侧链结构相同或相似是导致交叉过敏反应的主要因素（表3-3）。

研究表明，青霉素与第一代头孢菌素之间的交叉过敏性较多见，可达10%。但第二代头孢菌素与青霉素之间的交叉过敏反应率仅为2%~3%，第三、四代头孢菌素与青霉素之间的交叉过敏反应率更低至0.17%~0.7%。

需要注意的是，对某种头孢菌素过敏的患者不一定也会对其他具有相同或相似侧链基团的青霉素或头孢菌素过敏。反之，侧链不同的头孢菌素或青霉素也有可能产生交叉过敏反应。

表3-3　头孢菌素（C-7位）与青霉素（C-6位）的侧链同源性（即R₁侧链）

	青霉素G	氨苄西林	阿莫西林	氨曲南
头孢克洛	相似	相同	相似	不同
头孢羟氨苄	相似	相似	相同	不同
头孢氨苄	相似	相同	相似	不同
头孢克肟	不同	不同	不同	相似
头孢噻肟	不同	不同	不同	相似
头孢泊肟	不同	不同	不同	相似
头孢拉定	相似	相同	相似	不同
头孢他啶	不同	不同	不同	相同
头孢曲松	不同	不同	不同	相似
头孢呋辛	不同	不同	不同	不同

（二）临床实践建议

1.发生过头孢菌素速发型过敏但无青霉素过敏史的患者，大多数可耐受青霉素类。然而，部分患者对这两类药物都过敏。若头孢菌素过敏患者需要使用青霉素类，应进行青霉素皮试。若青霉素皮试结果为阴性，则表明患者对头孢菌素过敏很可能由头孢菌素的独特基团所致；若青霉素皮试结果为阳性，且青霉素与致敏头孢菌素没有相似的侧链，则表明患者可能对β-内酰胺环过敏，需选择非β-内酰胺类抗菌药物治疗。

2.若青霉素类药物过敏，可正常给予第三代或第四代头孢菌素、碳青霉烯类药物以及氨曲南，无需进行皮试。

3.如果患者在使用本类药物时曾经发生过敏性休克而又必须用药，建议审方药师与医生及时沟通，优先选择不同侧链结构的头孢类药物进行皮试，并且需在皮试时做好急救准备。所以审方药师需要特别关注患者的过敏史。

八、头孢菌素类药物之间的交叉过敏反应

（一）交叉过敏反应机制

头孢菌素之间的交叉过敏反应可能主要是因为含有相同或相似的C-7位的R_1侧链基团，此外R_2侧链也介导了部分过敏反应。

（二）临床实践建议

1.头孢他啶的R_1侧链与上述头孢菌素略有差异，其R_1侧链含烷氧亚氨基而非甲氧亚氨基。若患者对上述头孢菌素的R_1侧链过敏，或对头孢呋辛有交叉过敏，则通常能够耐受头孢他啶，但也有例外，需对其进行皮试。

2.头孢唑林有独特的侧链R_1和R_2基团，该药似乎不会与其他头孢菌素发生交叉过敏反应，但头孢替唑除外，头孢替唑的R_1侧链与头孢唑林相同，R_2侧链与之相似。头孢替唑是一代头孢，目前仅在意大利、韩国和一些东南亚国家市售。数项研究表明，既往对头孢唑林发生速发型反应的皮试阳性患者，通常能够耐受除头孢替唑以外的所有其他头孢菌素类和$\beta-$内酰胺类。但因为偶尔有例外情况，所以仍应该尽可能做过敏评估。

3.一些已发表文献确定了R_1或R_2侧链相似或相同的头孢菌素分类，但有数种不同的分类清单和表格，不同分类之间有明显差异。这种差异可能源于多种因素，包括分类是仅根据药物的化学结构还是也考虑了临床交叉反应[这可基于皮试和（或）药物激发试验]，制定表格时能用于评估临床相关性的研究以及全球各地过敏模式的差异。根据uptodate检索结果，可用图3-1至图3-4来选择某种过敏头孢菌素的潜在替代头孢菌素，但依然须用皮试和（或）药物激发试验来评估。

	图例说明
(浅色)	两种头孢菌素之间的交叉过敏反应率<2%
(深色)	X轴和Y轴相同的药物
X	具有相同或非常相似的R₁侧链（交叉过敏反应风险较高）
R₂	具有相同或非常相似的R₂侧链（交叉过敏反应风险较低）

代	药物	头孢羟氨苄	头孢曲嗪	头孢氨苄	头孢唑啉	头孢替唑	头孢噻吩	头孢匹林
一代	头孢羟氨苄		X	X				
	头孢曲嗪	X		X				
	头孢氨苄	X	X					
	头孢唑啉					X		
	头孢替唑				X			
	头孢噻吩							R_2
	头孢匹林						R_2	
二代	头孢呋辛						X	
	头孢替坦							
	头孢丙烯	X	X	X				
	头孢克洛	X	X	X				
	头孢孟多							
三代	头孢哌酮							
	头孢布坦							
	头孢地尼							
	头孢克肟							
	头孢曲松							
	头孢地嗪							
	头孢噻肟						R_2	R_2
	头孢泊肟							
	头孢他啶							
四代	头孢吡肟							
	头孢匹罗							
五代	头孢洛林							
单环	氨曲南							

图3-1 一代头孢菌素与其他药物的侧链相似性

	图例说明
(浅色)	两种头孢菌素之间的交叉过敏反应率<2%
(深色)	X轴和Y轴相同的药物
X	具有相同或非常相似的R₁侧链（交叉过敏反应风险较高）
*	侧链基团不太相似，但可能具有交叉过敏反应

代	药物	头孢呋辛	头孢替坦	头孢丙烯	头孢克洛	头孢孟多
一代	头孢羟氨苄			X	X	
	头孢曲嗪			X	X	
	头孢氨苄			X	X	
	头孢唑啉					
	头孢替唑					
	头孢噻吩					
	头孢匹林					
二代	头孢呋辛					
	头孢替坦					X
	头孢丙烯				X	
	头孢克洛			X		
	头孢孟多		X			
三代	头孢哌酮		X			X
	头孢布坦					
	头孢地尼					
	头孢克肟					
	头孢曲松	*				
	头孢地嗪	*				
	头孢噻肟	*				
	头孢泊肟	*				
	头孢他啶	*				
四代	头孢吡肟	*				
	头孢匹罗	*				
五代	头孢洛林	*				
单环	氨曲南					

图3-2 二代头孢菌素与其他药物的侧链相似性

图例：
- □ 两种头孢菌素之间的交叉过敏反应率<2%
- ■ X轴和Y轴相同的药物
- X 具有相同或非常相似的R_1侧链（交叉过敏反应风险较高）
- R_2 具有相同或非常相似的R_2侧链（交叉过敏反应风险较低）
- * 侧链基团不太相似，但可能具有交叉过敏反应

		三代								
		头孢哌酮	头孢布坦	头孢地尼	头孢克肟	头孢曲松	头孢地嗪	头孢噻肟	头孢泊肟	头孢他啶
一代	头孢羟氨苄									
	头孢曲嗪									
	头孢氨苄									
	头孢唑啉									
	头孢替唑									
	头孢噻吩								R_2	
	头孢匹林								R_2	
二代	头孢呋辛					*	*		*	*
	头孢替坦	X								
	头孢丙烯									
	头孢克洛									
	头孢孟多	X								
三代	头孢哌酮									
	头孢布坦									
	头孢地尼				X					
	头孢克肟			X						
	头孢曲松						X	X	X	*
	头孢地嗪					X		X	X	*
	头孢噻肟					X	X		X	*
	头孢泊肟					X	X	X		*
	头孢他啶					*	*	*	*	
四代	头孢吡肟					X	X	X	X	*
	头孢匹罗					X	X	X	X	*
五代	头孢洛林									
单环	氨曲南									X

图3-3 三代头孢菌素与其他药物的侧链相似性

图例：
- □ 两种头孢菌素之间的交叉过敏反应率<2%
- ■ X轴和Y轴相同的药物
- X 具有相同或非常相似的R1侧链（交叉过敏反应风险较高）
- * 侧链基团不太相似，但可能具有交叉过敏反应

		四代/五代/单环			
		头孢吡肟	头孢匹罗	头孢洛林	氨曲南
一代	头孢羟氨苄				
	头孢曲嗪				
	头孢氨苄				
	头孢唑啉				
	头孢替唑				
	头孢噻吩				
	头孢匹林				
二代	头孢呋辛	*	*	*	
	头孢替坦				
	头孢丙烯				
	头孢克洛				
	头孢孟多				
三代	头孢哌酮				
	头孢布坦				
	头孢地尼				
	头孢克肟				
	头孢曲松	X	X		
	头孢地嗪	X	X		
	头孢噻肟	X	X		
	头孢泊肟	X	X		
	头孢他啶	*	*		X
四代	头孢吡肟		X		
	头孢匹罗	X			
五代	头孢洛林				
单环	氨曲南				

图3-4 四代/五头孢菌素与其他药物的侧链相似性

九、分级药物激发试验方案

分级激发试验也称为试验剂量，其不能改变患者对某种药物的反应，所以能够耐受激发试验的患者对疑似药物其实不过敏。分级激发试验的恰当解读需要相关经验，因为患者可发生非特异性或焦虑相关症状。

（一）适应证和注意事项

只有仔细考虑详细病史后认为对测试药物发生速发型过敏的可能性很低时，才适合做分级激发试验。在美国，分级激发试验用于确认耐受性，而欧洲指南还强调，对于皮试阴性且可靠的体外试验也为阴性的特定患者，分级激发试验可帮助确诊 β – 内酰胺类药物过敏。对于头孢菌素类，如果某种药物的R1和R2侧链不同于引起初次反应的药物且其皮试结果为阴性，则患者在激发试验中能够耐受该药的可能性较高。

（二）试验方案

1.口服方案　头孢菌素类的大多数门诊分级激发试验使用口服剂型。常规口服激发试验包括两步，第一步是给予全剂量的1/4或1/10，前者可通过分药器实现，后者可用口服混悬液制备。如果没有发生反应，则在30～60分钟后给予全部的治疗剂量。

2.静脉或肌内注射方案　较少使用静脉或肌内注射的分级激发方案。试验剂量大多采用该患者全部治疗剂量的1/10（10%）。如果没有出现反应，则在30～60分钟后给予全部治疗剂量，或全部治疗剂量的9/10。

3.如果需要对高风险患者（如经历过重度反应）进行相关头孢菌素的激发试验，初始剂量可给予治疗总剂量的1/100。如果结果为阴性，1小时后再给予1/10；如果结果仍然为阴性，再过1小时后给予全部治疗剂量。

皮试错误案例详解

【案例描述】患者，男，66岁。因咳嗽咳痰1周，伴间断发热入院，入院完善检验检查后诊断为肺炎。临床医生经验性给予注射用头孢曲松钠2g qd ivd抗感染治疗，注射用头孢曲松钠皮试阴性后执行。患者既往有高血压病史，无药物过敏史。

【案例分析】患者为有基础疾病的老年男性，诊断为肺炎。社区获得性肺炎常见病原菌为肺炎链球菌、流感嗜血杆菌等。初始抗感染治疗选择三代头孢注射用头孢曲松钠，药物选择合理。该患者无药物过敏史，使用头孢曲松钠前不需要皮试。

【干预建议】目前头孢菌素皮试对过敏性休克等严重速发型过敏反应的预测作用循证医学证据不充分。现行版《中华人民共和国药典临床用药须知》《抗菌药物临床应用指导原则》未规定头孢菌素类抗菌药物使用前常规进行皮试。根据《β–内酰胺类抗菌药物皮肤试验指导原则》（2021年版），对于既往无药物过敏史的患者，不推荐使用头孢菌素前常规进行皮试。

第三节　其他β–内酰胺类抗菌药物

一、其他β–内酰胺类抗菌药物致敏及皮试概况

单环类、氧头孢烯类、头孢霉素类、碳青霉烯类等其他β–内酰胺类抗菌药物均无循证医学证据支持皮试预测作用，给药前无需常规进行皮试。

但上述其他β–内酰胺类抗菌药物与头孢菌素、青霉素类有相同的β–内酰胺环，有可能发生交叉过敏反应，然而临床交叉过敏反应似乎很少见，头孢菌素速发型过敏患者通常能耐受碳青霉烯类和单环β–内酰胺类，但不排除少数患者的IgE抗体是针对β–内酰胺环产生的。

二、特殊情况下的临床实践建议

1.对于有头孢菌素严重速发型过敏反应病史的患者，若需要使用碳青霉烯类，可考虑使用碳青霉烯做皮试。文献研究使用的浓度为美罗培南1mg/ml，亚胺培南0.5mg/ml。若皮试结果为阴性，可通过药物激发给予碳青霉烯。

2.氨曲南是临床唯一使用的单环β–内酰胺类，尽管该药含有β–内酰胺核心，但不会对青霉素过敏患者构成风险。需要注意的是，氨曲南侧链结构与头孢他啶C–7位侧链结构相同，有研究报道两者之间存在交叉过敏反应，但不是所有头孢他啶过敏患者都对氨曲南过敏，也不是所有氨曲南过敏患者都对头孢他啶过敏。有明确头孢他啶过敏史患者应避免使用氨曲南，若需要使用氨曲南治疗，应做氨曲南皮试（推荐皮试液浓度为2mg/ml）。若氨曲南皮试结果为阴性，可用该药做药物激发试验；若皮试结果为阳性，患者又特别

需要使用该药，应使用脱敏方案后给药。

皮试错误案例详解

【案例描述】患者，女性，80岁。在家时不慎跌坐在地，随后逐渐意识不清，对答不合理，伴呕吐1次，由家属送至急诊就诊。完善CT提示右侧丘脑出血，出血量约15.2ml（脑实质内），中量出血破入脑室。入院后急行脑室切开引流术。术后3天，患者开始出现发热。实验室检查示炎症指标升高，脑脊液生化异常，经验性给予美罗培南2g q8h ivd抗感染治疗，美罗培南皮试阴性后执行。家属诉患者多年前有先锋类药物过敏史，具体药物不详，过敏表现为散在皮疹伴瘙痒。

【案例分析】患者为高龄女性，因脑出血入院，行脑室切开引流术后出现颅内感染，考虑病情较重，经验性选择美罗培南抗感染，药物选择合理。该患者既往有先锋类药物过敏史，具体药物不详，过敏表现为散在皮疹伴瘙痒。根据患者家属描述，该患者既往先锋类药物过敏不属于严重速发型过敏反应，使用美罗培南前可不进行皮试。

【干预建议】目前无循证医学证据支持碳青霉烯类抗菌药物的皮试预测作用，不推荐使用碳青霉烯类药物前常规进行皮试。对于既往有 β–内酰胺类药物过敏史的患者，使用碳青霉烯期间需严密观察，并备有抢救药品和抢救设备。

第四节 生物制剂

一、生物制剂致敏及皮试概况

生物制剂系指以微生物、寄生虫、动物毒素、生物组织作为起始材料，采用生物学工艺或分离纯化技术制备，并以生物学技术和分析技术控制中间产物和成品质量制成的生物活性制剂，用于人类疾病预防、治疗和诊断，包括疫（菌）苗、毒素、类毒素、免疫血清、血液制品、免疫球蛋白、抗原、变态反应原、细胞因子、激素、酶、发酵产品、单克隆抗体、DNA重组产品、体外免疫诊断制品等。生物制剂是一些生物大分子物质，是由有生命的活性系统生产的药品，相比于传统的化学药品，更具有复杂性和靶向性。

尽管所有的生物制剂都有可能引起过敏，但有过敏试验要求的主要是源自动物的血清蛋白制品，如破伤风抗毒素、白喉抗毒素、抗狂犬病毒血清及各种抗蛇毒血清等，要求使用前进行皮试。其他生物制剂如疫苗等均未要求使用前皮试，其皮肤试验尚不明确阳性或阴性结果的意义。

二、常见生物制剂皮试相关规定

（一）抗毒素类

抗毒素类包括破伤风抗毒素、白喉抗毒素、抗狂犬病毒血清、多价气性坏疽抗毒素等。

凡本人及其直系亲属曾有支气管哮喘、花粉症、湿疹或血管神经性水肿等或对某种物质过敏，或本人过去曾注射马血清制剂者，均须特别提防过敏反应的发生。给药前必须详细询问既往过敏史，并做过敏试验，皮试阴性者方可按用法用量给药，皮试阳性者应采用脱敏注射法。需注意的是，皮试过程中可能发生过敏反应，应备有抢救药品和设备；皮试阴性者也不排除发生严重过敏反应的可能性。若在门诊用药，应叮嘱患者，注射抗毒素后需观察至少30分钟再离开。

上述药品说明书及《中华人民共和国药典临床用药须知》均有注明皮肤过敏试验方法和脱敏注射法的详细操作，以破伤风抗毒素为例。

皮肤过敏试验方法：用氯化钠注射液将抗毒素稀释10倍（0.1ml破伤风抗毒素加0.9ml氯化钠注射液），在前臂掌侧皮内注射0.05～0.1ml，观察30分钟。注射部位无明显反应或皮丘小于1cm、红晕小于2cm，同时无其他不适反应，即为阴性。即使为阴性，也应先注射0.3ml原液，观察30分钟无反应，可全量注射本品。如注射部位出现皮丘增大或大于1cm、红晕大于2cm，特别是形似伪足或有痒感者，为弱阳性反应，必须用脱敏法进行注射。如注射局部皮丘大于1.5cm，或除局部反应外，还伴有全身症状，如荨麻疹、鼻咽刺痒、喷嚏等，则为强阳性反应，应避免使用破伤风抗毒素，建议改用破伤风人免疫球蛋白。如必须使用本品，则必须采用脱敏注射，并做好抢救准备，一旦发生过敏休克，立即抢救。无过敏史者或过敏反应阴性者，也并非没有发生过敏休克的可能。为慎重起见，可先注射少量于皮下进行试验，观察30分钟，无异常反应，再将全量注射于皮下或肌内。

脱敏注射法：在一般情况下，可用氯化钠注射液将破伤风抗毒素稀释10倍，分小量数次作皮下注射，每次注射后观察30分钟。第1次可注射10倍稀释的抗毒素 0.2ml，观察无发绀、气喘或显著呼吸短促、脉搏加速时，即可注射第2次0.4ml；若仍无反应则可注射第3次0.8ml；若仍无反应，则可将安瓿中未稀释的抗毒素全量缓慢皮下或肌内注射。有过敏史或过敏试验强阳性者，应将第1次注射量和以后的递增量适当减少，分多次注射，以免发生剧烈反应。

（二）抗蛇毒血清类

抗蛇毒血清类包括抗蛇毒血清、抗蝮蛇毒血清、抗五步蛇毒血清、抗银环蛇毒血清、抗眼镜蛇毒血清、冻干抗眼镜蛇毒血清等。抗蛇毒血清类在注射前均需询问血清制品注射史和过敏史，并做皮肤过敏试验。以抗蛇毒血清为例，皮肤试验方法和脱敏注射法如下。

皮肤过敏试验方法：取0.1ml抗血清加1.9ml生理氯化钠注射液，即稀释20倍。在前臂掌侧皮内注射0.1ml，经20~30分钟判定结果，可疑阳性者，注射皮丘在2cm以内，且皮丘周围无红晕及蜘蛛足者为阴性，经严密观察直接注射。若注射部位出现皮丘增大、红肿、浸润，特别是形似伪足或有痒感者，为阳性反应。阳性可疑者，预先注射马来酸氯苯那敏10mg（儿童根据体重酌减），15分钟后再注射本品，若阳性者应采用脱敏注射法。

脱敏注射法：取氯化钠注射液将抗血清稀释20倍。分数次做皮下注射，每次观察10~20分钟，第1次注射0.4ml。如无反应，可酌情增量注射。注射观察3次以上，无异常反应者，即可做静脉、肌内或皮下注射。注射前将制品在37℃水浴加温数分钟使药品的温度接近体温。注射时速度应慢，开始每分钟不超过1ml，以后亦不宜超过4ml。注射时，如有异常反应，应马上停止注射。

（三）肿瘤坏死因子-α抑制剂

肿瘤坏死因子-α（TNF-α）抑制剂包括阿达木单抗、英夫利昔单抗、依那西普、培塞利珠单抗和戈利木单抗。

使用TNF-α抑制剂时，患者会出现因细菌、分枝杆菌、侵袭性真菌、病毒或寄生虫导致的机会感染，接受阿达木单抗治疗的患者中已有结核病再激活和新发结核病例的报道，其中包括曾接受治疗的潜伏或活动性结核患者，所出现的结核包括肺结核和肺外结核（即播散性结核）。因此，在TNF-α抑制剂治疗前和治疗期间应对患者结核病危险因素进行评估和定期检测潜伏性结核感染。评估中，应包括患者本人的详细结核病史，以往与活动性结核人群的接触史，以及既往和（或）当前所采用的免疫抑制剂治疗。必须对所有患者进行适当的筛查检验，即结核菌素皮试以及X线胸片检查（应该符合当地的防治指南），并且建议在患者病史中记录检验结果。处方医生应该考虑结核菌素皮试假阴性的可能性，尤其是那些患有严重疾病或正在使用免疫抑制剂的患者，如果确诊患者具有活动性结核，禁止使用本品治疗。

对于既往有潜伏性或者活动性结核病史但无法证实是否进行了足够疗程治疗的患者，以及潜伏性结核病检测结果为阴性但存在结核感染危险因素的患者，应在开始本品用药前考虑接受抗结核治疗。使用TNF-α抑制剂治疗前对潜伏性结核感染进行治疗，已显示可以减少治疗期间结核病再激活的风险。

（四）结核菌素纯蛋白衍生物

结核菌素皮肤试验（TST）是临床上用于识别结核杆菌感染的皮内试验，需要在皮内注射结核菌素纯蛋白衍生物（PPD），以刺激T淋巴细胞介导的迟发型超敏反应。TST又称为PPD皮肤试验，其本质属于诊断性试验。

PPD皮肤试验方法：在前臂内侧皮内注射PPD，注射剂体积为0.1ml（即2IU），于注射后48～72小时检查注射部位反应。测量应以硬结的横径及纵径的毫米（mm）数记录。反应平均直径不低于6mm为阳性反应，硬结直径越大，特异性越高。

需要注意的是，读取检测结果时，应确定硬结（而不是红斑）横径的界限，并以毫米为单位进行测量和记录。检测的结果应在皮内注射后48～72小时读取。如果在72小时以后读取结果，可靠性会下降。虽然96小时后的强阳性反应或许也可以接受，但读取结果的时间越晚，结果越不可靠。凡有水泡、坏死、淋巴管炎者均属强阳性反应，应详细注明。凡强阳性及硬结直径不低于20mm或3岁以内未接种过卡介苗的儿童（根据接种史和检查局部划痕确定）结素反应阳性者即使胸部透视正常，仍需按活动性结核处理。

（五）重组人干扰素γ

凡有明显过敏体质，特别是对抗生素有过敏史者，本品应慎用，必须使用时应先用本品做皮肤试验（5000IU皮内注射），阴性者方可使用。

（六）门冬酰胺酶

凡首次采用门冬酰胺酶或已使用过本品但已停药1周或1周以上的患者，在注射本品前须做皮试。皮试液制备是：加5ml的灭菌注射用水或氯化钠注射液入小瓶内摇动，使小瓶内1万IU的门冬酰胺酶溶解，抽取0.1ml（每1ml含2000IU），注入另一瓶含9.9ml稀释液的小瓶内，从而制成浓度约为每1ml含20IU的皮试药液。用0.1ml皮试液（约为2.0IU）做皮试，至少观察1小时，如有红斑或风团即为皮试阳性反应。每次注射前须备有抗过敏反应的药物（包括肾上腺素、抗组胺药物、静脉用的类固醇药物如地塞米松等）及抢救器械。

第五节　中药注射剂

一、中药致敏的机制

中药过敏反应的75%为中药注射剂引起，中药注射剂导致的不良反应主要为Ⅰ型速发型超敏反应和类过敏反应。

（一）Ⅰ型速发型超敏反应

为药物中抗原或半抗原激活免疫系统产生IgE抗体，使机体处于致敏状态。当同一抗原再次进入机体后与IgE发生特异性结合，释放多种致敏物质，使机体处于过敏状态。很多清热解毒注射液，例如清开灵注射液和鱼腥草注射液中含有绿原酸。有研究显示绿原酸可能作为半抗原与人体内蛋白质结合而成为致敏原，诱发Ⅰ型超敏反应。

（二）类过敏反应

在中药注射剂导致的过敏性休克中约75%是由类过敏反应引起的，类过敏反应临床表现与Ⅰ型超敏反应类似，但其作用机制不同。类过敏反应是药物首次刺激机体产生的类似超敏样反应性病理过程，不需提前接触抗原，不存在致敏过程，患者血清IgE浓度也未见升高，无需免疫球蛋白等抗体及淋巴细胞等免疫系统参与。许多临床所使用的中药不是抗原也不是半抗原，这些药物进入机体内，不经过潜伏期，无抗原和抗体结合过程，首次用药通常30分钟即可迅速发生与Ⅰ型过敏反应相同的临床表现，如双黄连注射液被认为首次用药就容易出现临床过敏反应。

二、易致敏的中药注射液

中药注射剂致敏大多发生在患者首次接触药物时，多数发生在给药30分钟内。因此大多数中药注射剂引起的超敏反应为类过敏反应。已报道的可引起类过敏反应的常见注射剂有清开灵注射液、生脉注射液、舒血宁注射液、双黄连注射液、参麦注射液、血栓通注射液、鱼腥草注射液等，常引起的过敏反应表现为呼吸不畅、心动加速、生理功能紊乱等。

虽然中药注射液皮试还处于探索阶段，但对中药注射剂进行皮试，以筛选、预测出潜在过敏者的思路已得到公认。一些中药注射剂说明书已明确提出皮试要求，如下。

1.心脉隆注射液 使用前先做皮试，皮试阳性者禁用。皮试液配制：心脉隆注射液0.1ml用0.9%氯化钠注射液稀释1000倍制成皮试液，在前臂内侧皮内注射皮试液0.1ml，观察20分钟，皮丘直径超过1cm为阳性反应。皮肤无红肿或虽有轻微红肿但直径小于1cm者为阴性反应。呈阴性反应者始可用药。应注意如果虽然皮试局部呈阴性反应，但有胸闷、头晕、哮喘、皮肤过敏等症状出现者，也不应给予药物。

2.黄芪多糖（粉针剂） 在首次使用前进行皮试。皮试液配制：生理盐水溶解，配制成浓度为0.05%的皮试液，皮试液室温下放置不超过8小时。皮试方法：用结核菌素注射器抽取皮试液约0.2ml，在前臂屈侧皮内注射0.1ml，20分钟后观察结果。结果判断：阴性（－）：皮试部位无反应或皮丘直径<3mm，不痒。

可疑（+－）：风团直径为3～5mm，不痒。阳性（＋）：风团不明显，但局部充血伴瘙痒，或风团直径>5mm。强阳性（++）：风团直径>10mm，周围充血，伴伪足，并有皮试部位以外的反应。皮试阳性者不可用药，皮试阴性者可用药。

3.双黄连注射液 皮肤过敏试验：双黄连注射液用注射用水稀释50%，组成皮试液，在前臂内侧皮内注射0.1ml，20分钟后参照青霉素皮试方法判断结果。

上述三个中药注射剂药品说明书有明确皮试要求的，给药前应采用皮试法对患者进行过敏试验预测，审方药师审方时应审核有无开具皮试用药，对于未进行皮试的，应提出皮试要求。中药注射液在皮试前也应准备好必要的急救药物。皮试期间应对患者密切观察，如发现过敏应积极救治。

未皮试错误案例详解

【案例描述】患者，女性，60岁。主诉心悸1天急诊就诊，患者1天前出现心悸、头晕、乏力，无胸闷、胸痛，无发热，无咳嗽、咳痰，无腹痛、腹泻。既往无高血压、糖尿病、冠心病等内科病史。患者体温36.1℃，呼吸17次/分，脉搏68次/分，血压120/78mmHg。诊断为可疑冠心病观察，头晕，心悸。医嘱予心电图等检验检查，药物予宽胸气雾剂1掀 bid 舌下喷雾；心脉隆注射液4ml qd ivd+0.9%氯化钠注射液250ml ivd qd。患者完善相关检查，完成药物治疗后离开。

【案例分析】根据心脉隆注射液说明书，使用前应先做皮试，皮试呈阳性反应者禁用。皮试方法为心脉隆注射液0.1ml用0.9%氯化钠注射液稀释1000倍制成皮试液，在前臂内侧皮内注射皮试液0.1ml，观察20分钟，皮丘直径超过1cm为阳性反应。皮肤无红肿或虽有轻微红肿但直径小于1cm者为阴性反应。呈阴性反应者始可用药。应注意虽然皮试局部呈阴性反应，但有胸闷、头晕、哮喘、皮肤过敏等症状出现者，也不应给予药物。患者使用心脉隆注射液前未做皮试，虽然患者使用后并无过敏反应发生。心脉隆注射液上市后有过敏性休克病例报告，使用前皮试可降低过敏风险。

【干预建议】药师审核医嘱时，对于需要皮试的中药注射液种类应铭记在心，对于需要皮试而没有开具皮试医嘱的中药注射液，应返回医师处，补充皮试医嘱，避免严重过敏反应发生。

第六节 其余药品

除前面几节所述药品之外，青霉胺、普鲁卡因、细胞色素C、胸腺肽注射液、荧光素钠等药品的全部或部分厂家说明书也有皮试要求。此外，氟喹诺酮类抗菌药物、碘造影剂也易引起过敏。下文详细阐述这些药品的说明书中皮试相关规定及目前研究概况。

一、药品说明书的皮试相关说明

（一）青霉胺片

对青霉素过敏的患者，对青霉胺可能也过敏，与青霉素有交叉过敏情况发生，故要求做青霉素皮试。

（二）盐酸普鲁卡因注射液

给药前必须作皮内敏感试验，遇周围有较大红晕时应谨慎，必须分次给药，有丘肿者应作较长时间观察，每次不超过 30～50mg，证明无不良反应时，方可继续给药；有明显丘肿者及主诉不适者，马上停药。

（三）细胞色素C注射液

用药前需做过敏试验，皮试划痕法系用0.03%溶液1滴，滴于前臂屈面皮肤上，用针在其上刺扎一下（单刺）或多下（多刺），至少量出血程度。皮内注射法系用0.03mg/ml溶液0.03～0.05ml皮内注射。均观察20分钟，单刺者局部红晕直径10mm以上或丘疹直径>7mm以上，多刺和皮内注射者红晕直径15mm以上或丘疹直径10mm以上为阳性。皮试阳性者禁用。中止用药后再继续用药时，过敏反应尤易发生，须再做皮试，且应用用药量较小的皮内注射法。

（四）胸腺肽注射液

对于过敏体质者，注射前或治疗终止后再用药，需做皮内敏感试验（配成25μg/ml的溶液，皮内注射0.1ml），阳性反应者禁用。

（五）荧光素钠注射液

皮试对于荧光素严重不耐受反应的预测作用有限。即使皮试阴性也有可能发生荧光素不耐受反应，应当详细了解病史以做出判断是否进行皮试。倘若疑似过敏，可在静脉给药前进行皮试，即在皮内注射本品0.05ml并在注射后30～60分钟观察结果。

二、碘造影剂的皮试相关要求

碘造影剂广泛应用于血管造影、影像学诊断等领域，注射碘造影剂通常是安全的。碘造影剂分为离子型和非离子型，离子型碘造影剂有复方泛影葡胺注射液、泛影葡胺注射液等，非离子型碘造影剂有碘化油注射液、碘普罗胺注射液、碘海醇注射液、碘帕醇注射液等。目前碘造影剂的皮试相关说明如下。

(一)泛影葡胺注射液

药品不推荐使用小剂量做过敏试验，因为这没有预测价值，且过敏试验本身偶尔也会引起严重和甚至致命的过敏反应。

(二)碘化油注射液

现行版《中华人民共和国药典临床用药须知》中注意事项里提到，少数患者对碘发生过敏反应，应先做口服碘过敏试验。但未注明具体皮试方法。

(三)碘克沙酸葡胺

《中华人民共和国药典临床用药须知》标示，对于易过敏患者，使用前需做碘过敏试验，但未注明具体皮试方法。

其他非离子型碘造影剂的说明书及现行版《中华人民共和国药典临床用药须知》没有明确要求做碘过敏试验。《中华人民共和国药典临床用药须知》提到，有过敏反应史、哮喘史或对碘造影剂有不良反应史的需特别注意，对这些病例可考虑预先给予糖皮质激素或抗组胺药。

三、氟喹诺酮类过敏及皮试相关研究

(一)迟发型过敏反应

氟喹诺酮类可引起多种类型的过敏反应，最常见的为迟发型皮肤斑丘疹（发生于首次给药1小时后），此类皮疹在氟喹诺酮类治疗者中发生率为 $2\% \sim 3\%$，很可能由药物特异性T细胞介导。这些反应具有自限性且常为良性，不伴荨麻疹、血管性水肿、发热、全身症状、黏膜/其他器官受累或皮肤脱屑。氟喹诺酮类药物引起这些反应的交叉反应性较低。多数情况下，特异质试验对预测此类过敏反应的意义不大。

(二)速发型过敏反应

1.氟喹诺酮类药物速发型过敏反应研究概况　速发型反应的特征为荨麻疹、瘙痒、潮红、血管性水肿、哮鸣、恶心、腹绞痛或腹泻、低血压。一些研究显示，氟喹诺酮类相关全身性过敏反应发生率与 β-内酰胺类药物所致反应率相近，但其确切发生率不明。如果患者过去对一种氟喹诺酮类药物有速发型反应，则可能对其他氟喹诺酮类也有反应，但交叉反应率不明，而且尚未明确交叉反应模式。

氟喹诺酮类的速发型反应可由IgE或非IgE介导，其皮肤试验未经验证且未建立标准，而且可能无法区分IgE介导性和非IgE介导性速发型反应，因为氟喹诺酮类可致非特异性肥大细胞脱颗粒。此外，尚不明确变应原决定簇，有些可能是活性代谢产物。鉴于这些局限性，一些专家不提倡使用氟喹诺酮类药物进行皮试。

2.氟喹诺酮类药物皮肤试验 氟喹诺酮类过敏反应的评估最有益于存在以下情况的患者：自述发生速发型反应，但严重程度低于全身性过敏反应，例如瘙痒性皮疹、荨麻疹或血管性水肿，且将来可能需要氟喹诺酮类药物治疗。例如：一名70岁女性患者，反复频发泌尿道感染，因肾盂肾炎住院治疗，自述使用左氧氟沙星时出现瘙痒皮疹。

（1）皮肤试验 应首先进行皮肤点刺－挑刺试验，还应使用组胺（阳性对照）和生理盐水（阴性对照）。如果点刺－挑刺试验结果阴性，则实施皮内试验。在15分钟时读取皮试结果。需要注意的是，由于氟喹诺酮类药物可以导致肥大细胞的非特异性激活，务必使用非刺激性浓度进行皮内试验，以免出现假阳性结果。根据现有研究结果，左氧氟沙星的无刺激浓度推荐为0.025mg/ml，莫西沙星的无刺激浓度可能为0.016mg/ml，环丙沙星的无刺激浓度不明。如果皮试结果阴性，建议实施药物激发试验，以证实患者可以耐受该药。如果皮试结果阳性，由于各种氟喹诺酮类药物导致速发型反应时可能存在交叉反应性，建议避免使用任何氟喹诺酮类药物。

（2）药物激发试验 氟喹诺酮类药物的分级激发试验通常以全剂量的1/100开始，包括2～4步，直至达到全剂量。应谨慎实施激发试验，具体取决于既往反应程度和距离既往反应的时间。例如，若有速发型荨麻疹史，可在门诊实施左氧氟沙星药物激发试验，在持续监测下分次给予5、50、500mg左氧氟沙星（口服溶液），每次间隔1小时。末次给药后观察2小时。

（三）其他过敏反应

氟喹诺酮类还可引起多种其他不常见的超敏反应，包括固定性药疹、药物热、血管炎、血清病样综合征、药物反应伴嗜酸性粒细胞增多和全身性症状/药物超敏反应综合征、对称性药物相关性间擦部及屈侧疹、Stevens-

Johnson综合征以及中毒性表皮坏死松解症，尚无针对这些反应类型的诊断性试验，目前一致推荐避免接触致敏药物。

皮试错误案例详解

【**案例描述**】患者，女性，45岁。因发现胃肿物3周余入院。入院后行胃肿物全层切除术，术后患者出现恶寒、发热。检查示炎症指标升高，尿常规异常，考虑可能为术后腹腔感染或尿路感染。患者自诉有头孢过敏史，具体药物不详，有乙醇过敏。临床经验性给予左氧氟沙星氯化钠注射液0.5g　qd　ivd抗感染治疗，左氧氟沙星氯化钠注射液原液皮试阳性，因此改为厄他培南1g　qd　ivd治疗。

【**案例分析**】患者内镜下行胃肿物全层切除术，术后出现恶寒、发热，炎症指标升高，尿常规异常。患者自诉既往有头孢过敏史，具体不详，且有乙醇过敏。临床经验性给予左氧氟沙星抗感染治疗。该患者无氟喹诺酮类药物过敏史，在使用左氧氟沙星之前无需进行皮试。

【**干预建议**】

1.氟喹诺酮类的速发型反应可由IgE或非IgE介导，其皮肤试验未经验证且未建立标准，而且可能无法区分IgE介导性和非IgE介导性速发型反应。此外，尚不明确变应原决定簇，有些可能是活性代谢产物。鉴于这些局限性，使用氟喹诺酮类药物前不常规进行皮试。

2.某些特殊情况下需要做氟喹诺酮类过敏试验时，应首先进行皮肤点刺-挑刺试验，还应使用组胺（阳性对照）和生理盐水（阴性对照）。如果点刺-挑刺试验结果阴性，则实施皮内试验。由于氟喹诺酮类本身具有刺激性，浓度过高易出现假阳性结果，因此，皮内试验前应配制相应的无刺激浓度。

3.患者有乙醇过敏史。在进行皮试操作时，应等消毒液完全挥干后进行皮内注射，否则可能出现乙醇刺激导致假阳性结果。

案例 ④

【处方描述】

患者信息

性别：男；年龄：38岁。

临床诊断：大叶性肺炎。

处方：

注射用青霉素钠	80万U×1瓶	80万U	qd	ivd
0.9%氯化钠注射液	100ml×1瓶	100ml	qd	ivd
乙酰螺旋霉素片	0.1g×24片	0.2g	qid	po

【处方问题】

联合用药不适宜：青霉素钠与乙酰螺旋霉素联合使用不适宜。

用法不适宜：青霉素钠使用前要进行皮试。

【处方分析】

1.案例患者诊断为"大叶性肺炎"，大叶性肺炎是常见的下呼吸道感染性疾病，主要由肺炎链球菌、流感嗜血杆菌等细菌感染引起。治疗大叶性肺炎的首选药物为青霉素类药物。青霉素为繁殖期杀菌剂，对正在繁殖的细菌有强大的杀菌作用。

乙酰螺旋霉素适用于敏感葡萄球菌、链球菌属和肺炎链球菌所致的轻中度感染，如急性支气管炎、肺炎等。乙酰螺旋霉素是抑菌剂，其能抑制细菌的活动，使细菌处于静止状态。故抑菌剂与杀菌剂合用，乙酰螺旋霉素可拮抗青霉素的作用，使青霉素杀菌剂的抗菌效果降低。两药不可同时应用。

2.青霉素使用前必须进行皮试，皮试结果阴性方可使用。

【干预建议】

1.停用乙酰螺旋霉素片。

2.开具青霉素皮试。

案例 ⑤

【处方描述】

患者信息

性别：男；**年龄：**61岁。

临床诊断：左上肢软组织砍伤；过敏体质。

处方：

0.9%氯化钠注射液	250ml×1瓶	250ml	qd	ivd
注射用氨曲南	0.5g×2瓶	1.0g	qd	ivd

【处方问题】

用法用量不适宜：氨曲南对青霉素、头孢菌素过敏及过敏体质者需慎用。氨曲南属于时间依赖型抗菌药物，每日1次的用法不适宜。

【处方分析】

1.氨曲南主要用于敏感需氧革兰阴性菌所致的各种感染，如尿路感染、肺部感染、呼吸道感染、腹腔感染、术后伤口感染、败血症、妇科感染、烧伤和溃疡等皮肤软组织感染等。

氨曲南是单环β-内酰胺类抗菌药物，与青霉素类和头孢菌素类存在潜在的交叉过敏反应可能。用药前必须详细询问患者药敏史，有过敏史或过敏体质的患者应特别谨慎用药。患者为过敏体质，建议在患者使用氨曲南前以氨曲南原液做皮肤敏感性试验。

2.氨曲南属于时间依赖型抗菌药物，血浆半衰期为1.5～2小时，每8～12小时给药1次，每日最大剂量不超过8g。

【干预建议】

1.开具皮试医嘱。

2.注射用氨曲南用药频次修改为每日2次。

参考文献

［1］Wolfson A.R., Mancini C.M., Banerji A, et al. Penicillin allergy assessment in pregnancy: safety and impact on antibiotic use. The journal of allergy and clinical immunology. 2021, 9（3）: 1338-1346.

［2］Geng B., Thakor, A., Clayton E., et al. Factors associated with negative histamine control for penicillin allergy skin testing in the inpatient setting［J］. Annals of allergy, asthma and immunology. 2015, 115（1）: 33-38.

［3］Yang M.S., Kang D.Y.. Incidence of cephalosporin-induced anaphylaxis and clinical efficacy of screening intradermal tests with cephalosporins: A large multicenter retrospective cohort study［J］. Allergy, 2018, 73（9）: 1833.

［4］Jerschow E., Lin R.Y., Scaperotti M.M., et al. Fatal anaphylaxis in the United States, 1999-2010: temporal patterns and demographic associations. The Journal of allergy and clinical immunology［J］. 2014, 134（6）: 1318.

[5] Dhopeshwarkar N., Sheikh A., Doan R., et al. Drug-Induced Anaphylaxis Documented in Electronic Health Records [J]. The journal of allergy and clinical immunology. 2019, 7（1）: 103.

[6] Carson H.J., Cook B.A.. Mast cell tryptase in a case of anaphylaxis due to repeat antibiotic exposure [J]. Legal medicine（Tokyo, Japan）2009, 11（5）: 234.

[7] Mota I., Gaspar Â., Morais-Almeida M.. Perioperative anaphylaxis including kounis syndrome due to selective cefazolin allergy. International archives of allergy and immunology [J]. 2018, 177（3）: 269.

[8] Haslam S., Yen D., Dvirnik N., Engen D.. Cefazolin use in patients who report a non-IgE mediated penicillin allergy: a retrospective look at adverse reactions in arthroplasty [J]. The Iowa orthopaedic journal 2012, 32, 100.

[9] Yao Y., Zhou R., Wang Y.. Fatal adverse effects of injected ceftriaxone sodium in China [J]. Pharmacoepidemiology and drug safety, 2012, 21（11）: 1197.

[10] Shalviri G., Yousefian S., Gholami K.. Adverse events induced by ceftriaxone: a 10-year review of reported cases to Iranian Pharmacovigilance Centre [J]. Journal of clinical pharmacy and therapeutics 2012, 37（4）: 448.

[11] Leone R., Sottosanti L., Luisa Iorio M., Drug-related deaths: an analysis of the Italian spontaneous reporting database [J]. Drug safety, 2008, 31（8）: 703.

[12] Romano A., Gaeta F., Valluzzi R.L., et al. IgE-mediated hypersensitivity to cephalosporins: Cross-reactivity and tolerability of alternative cephalosporins [J]. The Journal of allergy and clinical immunology, 2015, 136（3）: 685.

[13] Romano A., Gaeta F., ArribasPoves M. F., et al.Cross-Reactivity among Beta-Lactams [J]. Current allergy and asthma reports, 2016, 16（3）: 24.

[14] Pichichero M. E., Zagursky R.. Penicillin and cephalosporin allergy. Annals of allergy [J]. Asthma & Immunology, 2014, 112（5）: 404.

[15] Zagursky R. J., Pichichero M.E.. Cross-reactivity in β-Lactam Allergy [J]. The journal of allergy and clinical immunology, 2018, 6（1）: 72.

[16] Mirakian R., Leech S.C., Krishna M.T., et al. Management of allergy to

penicillins and other beta-lactams［J］. Clinical and experimental allergy，2015，45（2）：300.

［17］Romano A., Valluzzi R.L., Caruso C., et al. Cross-reactivity and tolerability of cephalosporins in patients with IgE-mediated hypersensitivity to penicillins［J］. The journal of allergy and clinical immunology，2018，6（5）：1662.

第四章　易致敏药物的审方注意事项

第一节　概述与要点

易致敏药物的不正确开具会对患者造成严重的影响，甚至危害患者的生命安全。因此，在审核易致敏药物处方时，药师必须非常认真和谨慎。

首先，药师需要充分了解患者的药物过敏史，并仔细审核处方中的药物是否可能导致患者过敏或交叉过敏。如果患者已经对某种药物过敏，再次使用该种药物或者该药的其他制剂形式很可能会导致过敏。

其次，药师需要严格掌握药品说明书中的禁忌证，并结合患者的实际情况进行评估。药品说明书是法律文件，所以药师在审核处方时要特别注意说明书中对于用药前进行过敏试验的要求和建议。对于需要进行过敏试验的药品，在使用前必须进行过敏试验，以确保患者的安全。药师需同时结合患者合并用药的情况，对于存在的医疗风险的处方，应及时与医生进行沟通后停药或换药。

对于易致敏药物的处方审核，还要根据《处方管理办法》《医疗机构药事管理规定》《医疗机构处方审核规范》《中华人民共和国药典》及药品说明书、各项指南、循证医学等制定审方规范。对于过敏试验内容的审核，要求审核处方的合法性、规范性和适宜性。例如《处方管理办法》第五章处方的调剂，第三十五条及《医疗机构处方审核规范》规定"药师应当对处方用药适宜性进行审核，审核内容包括：规定必须做皮试的药品，处方医师是否注明过敏试验及结果的判定"。总之在审方环节中，对易致敏药物的审方需要从三个重要方面进行审查。首先，识别哪些药物需要进行过敏试验。其次，在进行过敏试验之前，需要选择合适的试验方法，比如选择皮试、静脉试验、舌下试验哪种方式最为合适。最后，还应关注患者合并用药的情况，防止药物影响皮试结果的判断。

第二节　青霉素类药物

青霉素类药物抗菌活性强，抗菌谱广，毒性低，在临床应用非常广泛。

由于该类药物在使用过程中可引起I型过敏反应，甚至会出现过敏性休克。应在审方过程中对青霉素类药物的皮试审核给予重视。

《β-内酰胺类抗菌药物皮肤试验指导原则》规定：为了防止严重过敏反应的发生，用青霉素类药物前必须详细询问既往病史，包括用药史，是否有青霉素类、头孢菌素类或其他β-内酰胺类抗生素过敏史，或过敏性疾病史，有无易为患者所忽略的过敏反应症状，如胸闷、瘙痒、面部发麻、发热等，以及有无个人或家属变态反应性疾病史等。用药前必须先做青霉素皮肤敏感试验，阳性反应者禁用。

在审核青霉素类处方时，需审核医嘱是否开具皮试，皮试液的选择及浓度是否正确，并根据皮试结果判定该患者是否可以用药。

有些药物可抑制皮肤反应，导致假阴性结果，故皮试前应询问近期用药史，并在病情允许时停用可能干扰皮试结果的药物。如用药史不明，或因客观原因无法停药或停足够长时间，应明确皮肤反应性是否受抑制而导致假阴性。

青霉素皮试也有假阴性情况，且特异性IgE抗体可随时间衰减（半衰期10~1000天），发生速发型过敏反应者有50%在5年内不再过敏，80%在10年内不再过敏。这些患者今后仍可重复青霉素皮试，评估能否应用青霉素类药物。

青霉素未皮试案例详解

【案例一描述】患者，男性，45岁。有痛风病史5年，一直口服别嘌醇片治疗。前2天因被重物砸到左脚，有开放性伤口。医生诊断为开放性左趾外伤，开具注射用氨苄西林1g iv qd，3天。患者既往无食物药物过敏史。

【案例分析】

1.此患者因痛风口服抑制尿酸合成的药物别嘌醇片，别嘌醇与氨苄西林同用时，患者皮疹的发生率增加，尤其是高尿酸血症者。

2.氨苄西林钠为广谱半合成青霉素，属于时间依赖型抗菌药物，静脉滴注剂量为（4~8）g/d，分2~4次给药。该医嘱注射用氨苄西林钠的单次给药剂量、给药频次不适宜。

3.氨苄西林属于氨基青霉素类，按照规范患者应进行青霉素药物皮试，本医嘱未开具皮试。

【干预建议】

1.建议换用降尿酸药物或者抗感染药物。

2.用法用量改为2g，ivd. bid。

3.若选择注射氨苄西林钠，补充皮试，皮试结果为阴性再进行输液。而且用药方案需修改用药剂量和用药频次。

【案例二描述】患者，女性，38岁。自诉一天前进食后出现脐周隐痛，以为是胃痛自服雷尼地丁胶囊，略有缓解；4小时前无明显诱因出现右下腹持续疼痛，伴恶心，干呕，症状持续不缓解，至急诊就诊。患者既往无食物药物过敏史。医生经查体并依据检验结果诊断为急性阑尾炎、泌尿系统感染，开具医嘱：①0.9%氯化钠注射液250ml+注射用磺氨苄西林钠2g，静脉滴注qid；②甲硝唑注射液1g，静脉滴注qid。

【案例分析】

1.氨苄西林钠属于青霉素类药物，应按规范进行青霉素皮肤过敏试验，阳性反应者禁用本药，本医嘱未开具皮试。

2.青霉素皮试前注意事项中规定，雷尼替丁等H_2受体拮抗剂应停用至少48小时。

【干预建议】患者既往无药物过敏史，建议可换成其他不需皮试的抗生素，如头孢菌素类或喹诺酮类。

第三节　头孢菌素类药物

头孢菌素类及其他β-内酰胺类药物（碳青霉烯类、单酰胺菌素类、头孢霉素类和青霉素类或头孢菌素类β-内酰胺酶抑制药复合制剂）等临床应用广泛。这些药物与β-内酰胺类药物之间可能发生交叉过敏。审核此类药物的处方时，对于已发现青霉素、头孢菌素过敏及过敏体质患者，审方时需给予关注。

现行版《中华人民共和国药典》《中华人民共和国药典临床用药须知》《抗菌药物临床应用指导原则》未规定头孢菌素类抗菌药物使用前常规进行皮试。《β-内酰胺类抗菌药物皮肤试验指导原则》（2021年版）提出不推荐使用头孢菌素前常规进行皮试，仅在：①既往有明确的青霉素或头孢菌素Ⅰ型

（速发型）过敏史患者；②药品说明书中规定需进行皮试的，进行皮试。指导原则和各共识推荐的头孢菌素注射总量是一致的，范围为 30~60μg。实际临床操作中，若有条件实施精确注射体积 0.02~0.03ml，则可将头孢菌素浓度稀释为 2mg/ml；若注射体积实在无法精确至 0.02~0.03ml，则将头孢菌素浓度稀释至 300~500μg/ml，注射体积为 0.1ml 也可成为一种权宜方案。

第四节　其他 β-内酰胺类药物

单环类、氧头孢烯类、头霉素类、碳青霉烯类等其他 β-内酰胺类抗菌药物均无循证医学证据支持皮试预测作用，给药前无需常规进行皮试。但上述其他 β-内酰胺类抗菌药物与头孢菌素、青霉素类有相同的 β-内酰胺环，有可能发生交叉过敏反应，然而临床较少交叉过敏反应似乎很少见，头孢菌素速发型过敏患者通常能耐受碳青霉烯类和单环 β-内酰胺类，但不排除少数患者的 IgE 抗体是针对 β-内酰胺环产生的。

对于有头孢菌素严重速发型过敏反应病史的患者，若需要使用碳青霉烯类，可考虑使用碳青霉烯做皮试。文献研究使用的浓度为美罗培南 1mg/ml，亚胺培南 0.5mg/ml。此外头孢他啶与氨曲南存在交叉过敏，有明确头孢他啶过敏史患者应避免使用氨曲南。若需要使用氨曲南治疗，应做氨曲南皮试（推荐皮试液浓度为 2mg/ml）。

第五节　生物制剂

生物制品尤其是源自动物血清蛋白的药品，在使用前一般会要求进行皮试。

抗蛇毒血清、抗蝮蛇毒血清、抗五步蛇毒血清、抗银环蛇毒血清、抗眼镜蛇毒血清是用某种蛇毒或经减毒处理的蛇毒来免疫马，使其产生相应的抗体，采集含有抗体的血清或血浆精制而成。抗蛇毒血清可中和相应的蛇毒，是一种特异性被动免疫反应。使用前均需询问马血清制品注射史和过敏史，并做皮肤过敏试验。

金葡素是采用牛心浸液培养基在适宜条件下进行培养，培养物经过滤除菌、稀释后制成。其主要成分除金黄色葡萄球菌培养代谢物，如肠毒素成分等外，还含有一定的培养基营养成分。该制剂是一混合物，故其作用机制不清。由于其细菌培养物滤液中有抗原成分，推测可能通过激活机体的免疫调节系统，促进相关因子分泌，从而发挥治疗作用。使用金葡素前应进行过敏试验。

A群链球菌的主要成分为经青霉素处理的A群溶血性链球菌的冻干品，因含有青霉素，使用前应做青霉素皮试。皮试液为每1ml含500IU青霉素，皮内注射0.05~0.1ml，经20分钟后，观察皮试结果，呈阳性反应者禁用。

📝 生物制剂未皮试案例详解

【案例描述】患者，男性，55岁。自述1小时前右脚被蛇咬伤，局部可见齿印，右足背肿胀，局部瘀黑疼痛，皮温升高。医生查体后开具医嘱：①0.9%氯化钠注射液100ml+抗五步蛇毒血清10000U，qd，静脉滴注；②0.9%氯化钠注射液10ml+破伤风抗毒素1500IU，qd，肌内注射。

【案例分析】使用蛇毒血清和破伤风抗毒素前必须先做过敏试验，详细询问既往过敏史。凡本人及其直系亲属曾有支气管哮喘、花粉症、湿疹或血管神经性水肿等病史，或对某种物质过敏，或本人过去曾注射马血清制剂者，均须特别提防过敏反应的发生。

【干预建议】增加抗五步蛇毒血清皮试和破伤风抗毒素皮试。

第六节　中药注射剂

中药注射剂是易致敏中药审方的重点。应着重评价处方有无超说明书使用、有无依据中医药理论辨证使用、有无超给药频次、超给药剂量、超适应证、超给药途径、超禁忌证、超溶剂选择，溶媒剂量是否合适、是否存在超疗程用药等。应严格审核处方用法用量，按照药品说明书推荐剂量使用药品。不得超适应证、剂量、疗程、过快滴注和长期连续用药。不合理使用中药注射剂（超说明书给药途径、静脉给药速度过快、不合理的联合用药等）都有可能导致中药注射剂过敏反应发生。

（一）处方超给药途径的审核

用药途径与不良反应的关系非常密切，甚至可以说是决定性的作用。静脉用药是直接将药物输送至血液，血药浓度高，最易产生过敏反应等不良反应。有一些中药注射液只能用于肌内注射（或皮下）和局部注射，不能用于静脉给药，表4-1列举了不能用于静脉用药的中药注射液品种。这也是处方超给药途径审核需要关注的重点内容。

表4-1　不能用于静脉用药的中药注射液

特殊用法	中药注射液		
	专科或功效	品种	用法
肌内注射	肿瘤	猪苓多糖注射液	2~4ml，一天1次
		肿节风注射液	3~4ml，一天1~2次
		人参多糖注射液	4ml，一天2次
	糖尿病	人参糖肽注射液	2ml，一天2次
	虚症	鹿茸精注射液（可皮下）	1~2ml，一天1次
	肝病	清肝注射液	2~4ml，一天1~2次
		肝炎灵注射液	2ml，一天1~2次
	退热	羚羊角注射液	2~4ml，一天2次
		去感热注射液	2~4ml，一天2~3次
		柴胡注射液	2~4ml，一天1~2次
	疼痛	伊痛舒注射液	2~4ml，一天1~2次
		丹皮酚注射液	2~4ml，一天1~2次
		乌头注射液	1~2ml，一天1~2次
		鸡矢藤注射液	2~5ml，一天6次
		痛安注射液	2ml，一天2~3次
	皮肤	驱虫斑鸠菊注射液	2~4ml，一天1次
		补骨脂注射液	2ml，一天1~2次
		薄芝菌注射液（硬皮病可皮下）	2ml，一天1~2次
	呼吸系统	喘可治注射液	4ml，一天2次
		复方蛤青注射液	2~4ml，一天1~2次
		止喘灵注射液	2ml，一天2~3次
		地龙注射液	2ml，一天1~2次

特殊用法	中药注射液		
	专科或功效	品种	用法
肌内注射	妇科	益母草注射液	1～2ml，一天1～2次
	风湿	黄瑞香注射液	2～4ml，一天1～2次
		红茴香注射液	1～2ml，一天1次
		夏天无注射液	2～4ml，一天1～2次
		雪莲注射液	2～4ml，一天1次
		祖师麻注射液	1～2ml，一天1～2次
		野木瓜注射液	2～4ml，一天2次
		丁公藤注射液	2ml，一天1～2次
		复方风湿宁注射液	2～4ml，一天1～2次
		正清风痛宁注射液	1～2ml，一天2次
	清热解毒	银黄注射液	2～4ml，一天1～2次
		鱼腥草注射液	2ml，一天2～3次
		苦木注射液	2～4ml，一天1～2次
		板蓝根注射液	2ml，一天1次
		穿心莲注射液	2ml，一天2次
		射干抗病毒注射液	2～5ml，一天3次
		复方大青叶注射液	2～4ml，一天1～2次
		清热解毒注射液	2～4ml，一天2～4次
		白花蛇舌草注射液	2～4ml，一天2次
		野菊花注射液	2～4ml，一天2次
		桑姜感冒注射液	2～4ml，一天1～2次
		复方半边莲注射液	2～4ml，一天1～2次
		胆木注射液	2ml，一天2次
局部注射	痔疮	消痔灵注射液	内痔局部注射
		芍倍注射液	痔疮内注射
		矾藤痔注射液	内痔核底部局部封闭注射
	瘀血证	复方当归注射液	穴位注射
	前列腺	川参通注射液	前列腺注药

📋 给药途径错误案例详解

【案例描述】 患者，女性，65岁。为行下一疗程抗肿瘤治疗入院，该患者既往无药物、食物过敏史。待完善检查评估化疗疗效并进一步治疗前，医嘱予猪苓多糖注射液40mg iv qd+0.9%氯化钠注射液250ml iv qd提高患者免疫力。审方药师审核后，发现猪苓多糖注射液给药途径仅有肌内注射，无静脉用法，对该条医嘱进行拦截。医嘱返回医生处，医生进行了修改，将医嘱改为香菇多糖注射液1mg iv qod+0.9%氯化钠注射液250ml iv qod重新提交，审方药师审核后予以通过。

【案例分析】 中药注射剂静脉用药是直接将药物输送至血液，血药浓度高，最易产生过敏等不良反应。尤其是说明书无静脉用药给药途径的严禁用于静脉注射。该案例中医师将香菇多糖注射液与猪苓多糖注射液相混淆，两者都可用于肿瘤患者的辅助治疗，提高患者免疫力。但是应注意猪苓多糖注射液仅可用于肌内注射，而香菇多糖注射液可用于静脉滴注。该处方属于给药途径不适宜。

【干预建议】 审方药师要熟悉中药注射剂的给药途径，审方时注意超给药途径使用中药注射剂，尤其是不能用于静脉注射的。若医嘱或处方开具静脉注射用法，具有较高的导致药物过敏风险。

（二）过敏体质用药审核

引起药物过敏反应的物质称为过敏原，过敏原主要有异种蛋白质、致敏物质、不溶性微粒等，过敏反应的发生具有不可预测性，过敏的发生与严重程度与机体的个体差异有关，过敏体质者药物过敏反应的发生率和严重程度更高，因此用药前，特别是使用中药注射剂前，应询问并明确患者有无既往用药史、食物药物过敏史及过敏性疾病等。对于有过敏史的患者初次使用中药注射剂应慎重，审方时应加强处方中过敏原的审核和使用过程中的用药监护。对于制剂有效成分及所列辅料过敏或有严重不良反应病史者禁用。此外，除了制剂有效成分和辅料，有些中药注射液提出了特定的过敏原，处方审核时也应特别留意，例如蜚蠊过敏者禁止使用心脉隆注射液；有食用鱼虾等海产品过敏史者禁止使用双黄连注射液。

（三）需皮试中药注射液处方的审核

药品说明书有明确皮试要求的，如心脉隆注射液、黄芪多糖粉针剂、双黄连注射液、清开灵注射液等中药注射剂的部分厂家说明书也会要求皮试，给药前应采用皮试法对患者进行过敏试验预测，审方时应审核有无开具皮试用药，对于未进行皮试的，应提出皮试要求。中药注射液在皮试前应准备好必要的急救药物。皮试期间应对患者密切观察，如发现过敏应积极救治。

第七节　其他药物

除了常见的青霉素类药物使用前需要皮试，还有其他一些药物使用前需要皮试，如普鲁卡因、细胞色素C、青霉胺、英夫利昔单抗、门冬酰胺、降纤酶等，也要求进行皮试。

青霉胺与青霉素有交叉过敏情况发生。青霉素过敏患者，对青霉胺可能有过敏反应，使用前应做青霉素皮肤试验。

英夫利昔单抗的皮试比较特殊：接受英夫利昔单抗治疗的患者，对各种感染，尤其是分枝杆菌感染较为易感，导致感染加重。故在使用前，应做结核菌素皮肤试验及胸部X线片的筛查试验，有陈旧性结核病复发或新感染的患者应首先抗结核治疗2~3个月。

凡首次采用门冬酰胺酶（左旋门冬酰胺酶）或使用过本品但已停药1周或1周以上的患者，在注射本品前须做皮试。

鲑鱼降钙素属于激素类，对蛋白质过敏者可能对本品过敏，因此，这类患者用药前最好先做皮试。

📋 生物制剂未皮试案例

【案例描述】患者，男性，23岁。自诉右耳痛，觉得耳内有异响，耳部不适3天。医生查体后诊断为中耳乳突炎、分泌性中耳炎。开具医嘱：①0.9%氯化钠注射液2ml+注射用糜蛋白酶4000U，qd，肌内注射；②阿莫西林片0.25g，bid*5天口服；③左氧氟沙星滴耳液5滴，tid*5天，滴右耳。

【案例分析】

糜蛋白酶系自牛或猪胰中提取的一种蛋白分解酶，能促进血凝块、脓性分泌物和坏死组织等的消化清除，可用于局部炎症，以减少局部分泌和水肿。肌内注射偶可致过敏性休克，糜蛋白酶用前应根据说明书先做皮肤过敏试验。

【干预建议】补充注射用糜蛋白酶的皮试，皮试结果阴性后再进行肌内注射。

第八节　易致敏药物审方中难点与解决方案

药品需要皮试与否与药品本身、药物制剂中的辅料、患者本身疾病状态、合并用药情况等多种情况有关。所以即使是同一通用名的药品，不同厂家说明书对皮试的要求也不尽相同。例如右旋糖酐–40葡萄糖注射液，一部分说明书载明过敏反应的发生率为0.03%~4.7%，过敏体质者用前应做皮试；而另外一部分说明书标明首次使用本品，开始几毫升应缓慢静滴，并在注射开始后严密观察5~10分钟，出现所有不正常征象（寒战、皮疹等…）都应马上停药。尽管规范了药品说明书，但仍有少数药物也存在类似情况，不同厂家说明书中对于同一通用名的药物是否需要皮试要求不一致，或者表述比较模糊，导致审方存在困难。

合并用药的情况可能影响皮试结果的判断，但未在临床上引起足够重视。需要审方药师通过拦截医嘱、提示医嘱等形式规范此类问题。本类药物的审方需要考虑到各项法规的要求，但更需要结合药物的药理、药化的特性及临床合并用药情况，综合考虑患者疾病状态，才能做出合理的审方判断。

青霉素类药物按照《β–内酰胺类抗菌药物皮肤试验指导原则》与药物说明书，常规在使用前要求进行皮试，但是由于治疗药物与皮试药物不一致，会导致后续停药管理、批号管理等各种延伸问题。所以在临床存在青霉素类药物，尤其是口服制剂不皮试的现象，也存在皮试用药不统一的情况。这些情况体现了青霉素类药物皮试规范亟须进一步统一。应允许各医疗机构根据本机构的用药情况，进行青霉素类药物皮试的更多探索。

抗蛇毒血清是否需要进行过敏试验，也存在一定的争论：部分医生认为点眼或皮试并不能非常准确地预测抗蛇毒血清的早期过敏反应，所以没有理由为判断这些试验的结果而耽误20~30分钟的宝贵治疗时间。但是在药品说明书及《中华人民共和国药典临床用药须知》中皆有明确皮试规定的，目前审方工作仍应按照要求进行。

各医院应制定本院皮试规范，并充分考虑药物说明书、《中华人民共和国药典临床用药须知》、重要的药学专著、药学进展及本院的实际情况确定。尤其在一些特殊情况下，更加需要完善医院内部的规范，作为审方药师的审方依据。

故在实际审方工作中，应根据目前法规、药品说明书、《中华人民共和国药典临床用药须知》等要求，结合本院实际情况做出本院的皮试规范，将此规范作为医院规范化管理的一部分。药师需要及时核对修订后的药品说明书、跟进法规的动态、学习各种新进展、对审方规范进行更新。通过系统审核将大部分不合格的医嘱过滤，留下一些切实需要通过药师专业知识（需要对相关疾病、合并用药等进行分析）才能判断适宜性的处方，才能更好地完成皮试审方的任务。

第九节　易致敏药物目录集的制定与更新

　　易过敏药物的处方审核应设立目录集，并及时更新内容。其中已成规范的要求（如青霉素皮试的药物及方法）应添加至前置审方系统，通过系统自动、高效地审核该类处方问题。表4-2收集了现行版《中华人民共和国药典临床用药须知》中要求进行过敏试验的药物及过敏试验的方法，供参考。在实际工作中，审方药师应根据各不同药物的说明书完善本单位的易致敏药物目录。

表4-2　易致敏药物目录集的制定与更新

药品名称	过敏试验的要求	过敏试验方法
青霉素钠	青霉素皮试	青霉素皮试： ①配置皮试液：青霉素钾盐或钠盐以0.9%氯化钠注射液配制成为含20万U/ml青霉素溶液（每瓶80万U，注入4ml0.9%氯化钠注射液即成）→取20万U/ml溶液0.1ml，加0.9%氯化钠注射液至1ml，成为2万U/ml溶液→取2万U/ml溶液0.1ml，加0.9%氯化钠注射液至1ml，成为2000U/ml溶液→取2000U/ml溶液0.25ml，加0.9%氯化钠注射液至1ml，成为500U/ml溶液的青霉素皮试液 ②皮试：部位一般选择前臂屈侧腕关节上方约6cm处的皮肤；消毒可选用75%乙醇消毒；注射则抽取皮试液，在皮内注射成一小丘；观察20~30分钟后，认真观察注射局部的皮肤及患者血压等全身情况，如局部出现红肿，小丘直径增大、局部出现红晕或伴有小水疱等异常者为阳性；设立对照则应设立阴性对照（生理盐水）和阳性对照（磷酸组胺）
青霉素钾		
青霉素V钾		
苄星青霉素		
苯唑西林钠		
氯唑西林钠		
氨苄西林钠		
阿莫西林		
哌拉西林		
磺苄西林钠		
阿洛西林钠		
美洛西林钠		
氨苄西林-舒巴坦钠		
托西酸舒他西林		
阿莫西林-克拉维酸钾		
替卡西林-克拉维酸钾		
哌拉西林-他唑巴坦钠		

续表

药品名称	过敏试验的要求	过敏试验方法
普鲁卡因青霉素	青霉素皮试＋普鲁卡因皮试	①见青霉素皮试 ②普鲁卡因皮试：皮内注射1%～2%普鲁卡因溶液0.1ml，局部出现红疹、发热或肿块者对普鲁卡因过敏，即不宜用本品
盐酸普鲁卡因	普鲁卡因皮试	见普鲁卡因皮试
青霉胺	青霉素皮试	见青霉素
细胞色素C	皮试法或划痕法	皮试法：将本品注射液以0.9%氯化钠注射液稀释成0.03mg/ml浓度，注入皮内0.03～0.05ml，20分钟后仍显阴性者方可用药 划痕法：取本品注射液1滴滴于前臂内侧，用针尖划痕，观察20分钟 滴眼法：取本品药液（5mg/ml）滴于结膜囊内，观察20分钟
英夫利昔单抗	结核菌素皮肤试验及胸部X线片的筛查试验	①接受本品的患者对各种感染，尤其是分枝杆菌感染较为易感，导致感染加重。②使用本品前，做结核菌素皮肤试验及胸部X线片筛查试验。有陈旧性结核病复发或新感染的患者应首选抗结核治疗2～3个月
降纤酶	皮试	以本品0.1ml用0.9%氯化钠注射液稀释至1ml，皮内注射0.1ml，皮试阴性者才可用
鲑鱼降钙素	皮试	用TB注射器，抽取0.2ml本品注射液（50IU/ml），用生理盐水稀释至1.0ml，充分混匀后，在前臂内侧给予0.1ml皮内注射
门冬酰胺酶	皮试	皮试的药液可按下列方法制备：加5ml的灭菌注射用水或氯化钠注射液入小瓶内摇动，使小瓶内1万IU的门冬酰胺酶溶解，抽取0.1ml（每1ml含2000IU），注入另一瓶有9.9ml稀释液的小瓶内，从而制成浓度约为每1ml含20IU的皮试药液。用0.1ml皮试液（约为2.0IU）做皮试，至少观察1小时，如有红斑或风团即为皮试阳性反应
碘化油	口服碘过敏试验	口服碘过敏试验参考方案：每天3次服用5%～10%的碘化钾溶液，每次量为5～10ml，连续进行3天
胸腺肽	皮试	配成25μg/ml的溶液，皮内注射0.1ml
白喉抗毒素	皮试	用氯化钠注射液将抗毒素稀释20倍（取0.1ml抗毒素，加1.9ml氯化钠注射液混匀），在前臂掌侧皮内注射0.05～0.1ml，观察30分钟，注射局部无明显反应或皮丘小于1cm，红晕小于2cm，同时无其他不适，即为阴性

药品名称	过敏试验的要求	过敏试验方法
破伤风抗毒素	皮试	用氯化钠注射液将抗血清稀释10倍（取0.1ml抗毒素，加0.9ml氯化钠注射液混匀），在前臂掌侧皮内注射0.05～0.1ml，观察30分钟，注射局部无明显反应或皮丘小于1cm，红晕小于2cm，同时无其他不适，即为阴性
多价气性坏疽抗毒素	皮试	用氯化钠注射液将抗血清稀释10倍（取0.1ml抗毒素，加0.9ml氯化钠注射液混匀），在前臂掌侧皮内注射0.05～0.1ml，观察30分钟，注射局部无明显反应或皮丘小于1cm，红晕小于2cm，同时无其他不适，即为阴性
肉毒抗毒素	皮试	用氯化钠注射液将抗毒素稀释10倍（取0.1ml抗毒素，加0.9ml氯化钠注射液混匀），在前臂掌侧皮内注射0.05～0.1ml，观察30分钟，注射局部无明显反应或皮丘小于1cm，红晕小于2cm，同时无其他不适，即为阴性
抗蛇毒血清 抗蝮蛇毒血清 抗五步蛇毒血清 抗银环蛇毒血清 抗眼镜蛇毒血清	皮试	①询问马血清制品注射史和过敏史；②取本品0.1ml加氯化钠溶液1.9ml，在前臂掌侧皮内注射0.1ml，经20～30分钟判断结果。可疑阳性者，预先注射马来酸氯苯那敏10mg（儿童酌减），15分钟后再注射本品
抗炭疽血清	皮试	用氯化钠注射液将血清稀释20倍（取0.1ml抗毒素，加1.9ml氯化钠注射液混匀），在前臂掌侧皮内注射0.05～0.1ml，观察30分钟，注射局部无明显反应或皮丘小于1cm，红晕小于2cm，同时无其他不适，即为阴性
抗狂犬病血清	皮试	用氯化钠注射液将抗血清稀释10倍（取0.1ml抗毒素，加0.9ml氯化钠注射液混匀），在前臂掌侧皮内注射0.05～0.1ml，观察30分钟，注射局部无明显反应或皮丘小于1cm，红晕小于2cm，同时无其他不适，即为阴性
A群链球菌	青霉素皮试	见青霉素皮试
重组人干扰素γ	皮试	5000IU皮内注射
荧光素钠	皮试	在静脉给药前10～15分钟先用1%本品溶液5ml注入静脉做过敏试验，若无反应再全量推入
胰蛋白酶	皮试	用药前先做皮肤过敏试验

本表简化自现行版《中华人民共和国药典临床用药须知》。具体药物需根据药品说明书的规定执行。

案例 ❻

【处方描述】

患者信息

性别：男；年龄：37岁。

临床诊断：急性扁桃体炎。

处方：

0.9%氯化钠注射液	10ml×1支	10ml	AST	
注射用青霉素钠	80万U×1瓶	80万U	AST	
10%葡萄糖注射液	500ml×1瓶	500ml	qd	ivd
注射用青霉素钠	80万U×10瓶	800万U	qd	ivd
维生素C	1g×3支	3g	qd	ivd

【处方问题】

联合用药不适宜：青霉素钠与维生素C同时使用不适宜。

溶媒选用不适宜：10%葡萄糖注射液作为青霉素钠的溶媒不适宜。

用法不适宜：青霉素使用频次为每日一次，属用法不适宜。

【处方分析】

1.维生素C含烯二醇，具强还原性，使青霉素分解破坏而失效，影响青霉素的稳定性。其他青霉素类抗生素（苯唑西林、氨苄西林、哌拉西林等）与维生素C可发生类似相互影响。

2.在葡萄糖液中，青霉素分解增快而导致疗效降低，甚至产生降解致敏物质，引起过敏反应。青霉素的最适溶媒为生理盐水。

3.青霉素的溶媒量大，滴注时间长，血药浓度低而疗效不佳。减少溶媒量可在较短时间内达到较高的血药浓度。

4.青霉素为时间依赖性抗菌药物，成人静脉滴注为一日200万~2000万单位，分2~4次给药。

【干预建议】

1.在含青霉素类抗生素的输液中不宜加入维生素C。

2.静滴青霉素的溶媒不宜选择葡萄糖液，应选择生理盐水，应溶于100ml液体内。

3.给药次数修改为一日2次。

案例 ⑦

【处方描述】

患者信息

性别：女；年龄：56岁。

临床诊断：肺部感染；哮喘。

处方：

注射用青霉素钠	80万U×1瓶	80万U	qd	ivgtt	AST
0.9%氯化钠注射液	100ml×1瓶	100ml	qd	ivgtt	
孟鲁司特钠片	10mg×5片	10mg	qn	po	
氯雷他定分散片	10mg×9片	10mg	tid	po	
布地奈德/福莫特罗 吸入粉雾剂	320μg：9μg×1瓶	1吸	bid	吸入	

【处方问题】

联合用药不适宜：抗组胺药可能影响皮试结果。

【处方分析】

1.氯雷他定是二代抗组胺药，同时应用抗组胺药可能影响皮试结果。属联合用药不适宜。

2.需皮试阴性方可使用青霉素，处方未注明皮试结果。

【干预建议】

1.调整氯雷他定和青霉素联合用药的使用次序和时间，注意用药先后顺序。

2.处方应备注写明皮试结果。

案例 ⑧

【处方描述】

患者信息

性别：女；年龄：59岁。

临床诊断：慢性阻塞性肺病。

处方：

复方甲氧那明胶囊	42粒	2粒	tid	po
羧甲司坦口服溶液	10ml×10支×3盒	10ml	tid	po
茶碱缓释片	0.1g×20片×1盒	0.1g	bid	po
阿莫西林克拉维酸钾片口服	0.375g×21片	1片	tid	po
杏贝止咳颗粒	4g×9袋×1盒	4g	tid	po

【处方问题】

用法不适宜：阿莫西林克拉维酸钾片使用前要进行皮试。

重复用药：复方甲氧那明胶囊与茶碱缓释片合用属重复用药。

【处方分析】

1.案例患者诊断为"慢性阻塞性肺病"，阿莫西林克拉维酸钾具有广谱抗菌作用，可用于治疗产β–内酰胺酶而对阿莫西林耐药的革兰阴性和革兰阳性菌引起的各种感染。包括上呼吸道和下呼吸道感染，急性支气管炎、慢性支气管炎急性期、肺炎等。阿莫西林克拉维酸钾禁用于青霉素皮试阳性反应者、对本品及其他青霉素类药物过敏者。开具阿莫西林克拉维酸钾片没有皮试，属用法不适宜。

2.复方甲氧那明胶囊为复方制剂，含有盐酸甲氧那明、那可丁、氨茶碱、马来酸氯苯那敏。与茶碱缓释片同用，属于重复用药。

【干预建议】

1.阿莫西林克拉维酸钾片使用前必须先进行皮试或注明皮试结果。

2.复方甲氧那明胶囊与茶碱缓释片选用其一。

3.复方甲氧那明中含那可丁，建议与化痰药间隔开时间服用。

案例 ⑨

【处方描述】

患者信息

性别：女；年龄：60岁。

临床诊断：双下肢二度烧伤。

处方：

破伤风抗毒素注射液	0.75ml：1500U×1支	1支		qd	肌内注射

依托考昔片	60mg*5片/盒×1盒	60mg	qd	po
头孢克肟胶囊	0.2g*6片/盒×3盒	0.2g	bid	po
复方多黏菌素B软膏	15g/支×2支	局部外用	tid	
0.9%氯化钠注射液	10ml×1支	0.9ml	qd	皮内注射
酮咯酸氨丁三醇注射液	1ml：30mg×2支	2ml	qd	im

【处方问题】

未进行皮试：破伤风抗毒素注射液未开具皮试。

联合用药不适宜：酮咯酸氨丁三醇与依托考昔合用不适宜。

用量不适宜：酮咯酸氨丁三醇肌内注射一次最大剂量不超过30mg。

【处方分析】

案例患者诊断为"Ⅱ度烧伤"，烧伤患者凡有深度烧伤或伤口污染严重者必须采取破伤风的预防应用。

1.破伤风抗毒素注射液未开具皮试。破伤风抗毒素注射液系马血清制品，对人体有很强的过敏原性，常常引起过敏性休克。使用抗毒素须特别注意防止过敏反应。使用抗毒素须特别注意防止过敏反应。注射前必须先做过敏试验并详细询问既往过敏史。凡本人及其直系亲属曾有支气管哮喘、花粉症、湿疹或血管神经性水肿等病史，或对某种物质过敏，或本人过去曾注射马血清制剂者，均须特别提防过敏反应的发生。

破伤风抗毒素注射液的脱敏注射法：在一般情况下，可用氯化钠注射液将抗毒素稀释10倍，分小量数次作皮下注射，每次注射后观察30分钟。第1次可注射10倍稀释的抗毒素0.2ml，观察无发绀、气喘或显著呼吸短促、脉搏加速时，即可注射第2次0.4ml，如仍无反应则可注射第3次0.8ml，如仍无反应即可将安瓿中未稀释的抗毒素全量作皮下或肌内注射。有过敏史或过敏试验强阳性者，应将第1次注射量和以后的递增量适当减少，分多次注射，以免发生剧烈反应。

2.酮咯酸氨丁三醇适用于需要阿片水平镇痛药的急性、较严重疼痛的短期治疗，通常用于术后镇痛。肌内注射一次最大剂量不超过30mg，处方开具单次剂量为60mg属用量不适宜。

酮咯酸氨丁三醇避免与其他非甾体抗炎药合并用药，本处方与依托考昔合用属联合用药不适宜。

【干预建议】

1.破伤风抗毒素注射液需开具皮试，皮试结果为阴性才可以使用。

2.停用依托考昔片。

3.更改酮咯酸氨丁三醇肌内注射单次剂量为30mg。

案例 ⑩

【处方描述】

患者信息

性别：女；年龄：68岁。

临床诊断：腰椎退行性病变（青霉素过敏史）。

处方：

碳酸钙D_3片	600mg/125IU×30片	600mg	qd	po
骨化三醇软胶囊	0.25μg×10粒	0.25μg	qd	po
鲑鱼降钙素鼻喷剂	2ml：4400IU×2瓶	1喷	qd	鼻腔吸入

【处方问题】

用法不适宜：鲑鱼降钙素鼻喷剂使用前需做皮试。

【处方分析】

鲑降钙素是一种多肽，对身体易发生系统性的过敏反应，曾有过敏性休克的个案报道。在一般情况下，使用本品前是不需要作皮试的，但若有对多种药物过敏史的患者，治疗用药前必须使用稀释后的无菌鲑降钙素注射液做皮试才安全。

案例患者诊断为"绝经后骨质疏松（青霉素过敏史）"，因此在注射本品前应开具皮试试验（开具0.9%氯化钠注射液作稀释液和一次的皮试治疗），此为正确安全的治疗方案，可减少患者发生不良反应的风险。鲑降钙素的皮试液一般注射后需观察15分钟以上，若出现中度红斑或水疱则为阳性反应，表示患者不适合使用本品治疗。

【干预建议】

建议做鲑鱼降钙素皮试，补开皮试液。

案例 ⑪

【处方描述】

患者信息

性别：女；年龄：58岁。

临床诊断：头皮裂伤（过敏体质）。

处方：

破伤风抗毒素注射液	0.75ml：1500U×1支	1支	qd	im
盐酸利多卡因注射液	5ml：0.1g×1支	0.1g	qd	局部麻醉
头孢丙烯分散片	0.25g×10片/盒	0.5g	qd	po
塞来昔布胶囊	0.2g×3粒	0.2g	qd	po

【处方问题】

用法不适宜：破伤风抗毒素注射液使用前需做皮试，皮试阴性者方可使用。

【处方分析】

破伤风抗毒素注射液是由破伤风类毒素免疫马所得的血浆，是经胃酶消化后纯化制成的液体抗毒素球蛋白制剂。注射前必须先做过敏试验并详细询问既往过敏史。该患者为过敏体质，使用抗毒素须特别注意防止过敏反应。

【干预建议】

破伤风抗毒素注射液需开具皮试，皮试结果为阴性才可以使用。

案例 ⑫

【处方描述】

患者信息

性别：女；年龄：35岁

临床诊断：支气管哮喘、类风湿关节炎，肝肾不足证。

处方：

正清风痛宁注射液	2ml×6支	2ml	bid	im
艾拉莫德片	25mg×14片/盒	25mg	qd	po
依托考昔片	60mg×5片/盒	60mg	qd	po

【处方问题】遴选药品不适宜。

【机制分析】正清风痛宁注射液说明书中明确指出支气管哮喘患者禁用，患者诊断有支气管哮喘，药品存在用药禁忌。

【干预建议】建议停用正清风痛宁注射液，可以选用正清风痛宁口服制剂。

案例 ⑬

【处方描述】

患者信息

性别：女；年龄：14岁3个月；过敏史：花粉、柳絮过敏

临床诊断： 口腔阿弗他溃疡，支气管哮喘，脾虚湿困证。

处方：

蒲黄（生蒲黄）20g　　适量外用点患处　　qid

砂仁5g　法半夏10g　竹节参5g　干姜10g　牡荆子15g　炒薏苡仁20g

云芝10g　白术15g　炙甘草5g　蒲黄（生蒲黄）10g　苍术15g

5剂，每天1剂，水煎300ml，内服，早晚饭后半小时温服。

【处方问题】遴选药品不适宜。

【机制分析】患者诊断有支气管哮喘，过敏原有花粉。处方中蒲黄外用和内服均有可能诱发患者过敏症状，应谨慎使用。

【干预建议】建议停用外用和内服蒲黄，可以更换为功效相近的花蕊石。

处方 ⑭

【处方描述】

患者信息

性别：男；年龄：65岁

临床诊断： 肺恶性肿瘤，贫血，气虚痰结证。

处方：

0.9%氯化钠注射液	500ml×1袋	500ml	qd	ivd
注射用黄芪多糖	250mg×3支	250mg	qd	ivd
参芪扶正注射液	250ml×3瓶	250ml	qd	ivd
灵芝孢子粉胶囊	36粒/盒×2盒	4粒	tid	po

【处方问题】

重复用药。用法不适宜。

【机制分析】

1.注射用黄芪多糖主要成分为黄芪多糖，参芪扶正注射液主要成分为党参、黄芪，属于重复用药，并且两种注射液滴注间隔应开具间隔液冲管。

2.注射用黄芪多糖使用前需先做皮试，皮试阴性者方可使用。

【干预建议】

1.建议注射用黄芪多糖或参芪扶正注射液仅使用其中一种。

2.注射用黄芪多糖需皮试阴性后方可使用。

参考文献

［1］Van Gasse A.L., Ebo, D.G., et al. Cross-reactivity in IgE-mediated allergy to cefuroxime: Focus on the R1 side chain［J］. The journal of allergy and clinical immunology, 2020, 8（3）: 1094.

［2］Somech R., Weber E. A., Lavi S.. Evaluation of immediate allergic reactions to cephalosporins in non-penicillin-allergic patients［J］. International archives of allergy and immunology, 2009, 150（3）: 205.

［3］Almeida J.P., Lopes A., Campos Melo A., et al.Selective hypersensitivity to cefazolin and contribution of the basophil activation test［J］. European annals of allergy and clinical immunology, 2017, 49（2）: 84.

［4］Uyttebroek A.P., Sabato V., Bridts C.H., et al.Moxifloxacin hypersensitivity: uselessness of skin testing［J］. The journal of allergy and clinical immunology, 2015, 3（3）: 443.

［5］抗菌药物临床应用指导原则修订工作组.抗菌药物临床应用指导原则［M］. 北京: 人民卫生出版社, 2015.

［6］王洪田, 马琳, 王成硕, 等.过敏原皮肤点刺试验的专家共识［J］, 北京医学, 2020, 42（10）: 966-985.

易致敏药物处方审核试卷一

一、单选题（每题1分，共50分）

1. 药品不良反应是指（　　）

    A. 与用药目的无关的或意外的有害反应

    B. 在正常用法用量下出现的与用药目的无关的或意外的有害反应

    C. 药物的副作用

    D. 合格药品在正常用法用量下出现的与用药目的无关的或意外的有害反应

2. 药物过敏反应属于（　　）型药物不良反应，本质上是由免疫介导的一类反应

    A. A型药物不良反应　　　　　　B. B型药物不良反应

    C. C型药物不良反应　　　　　　D. D型药物不良反应

3. 药物过敏反应的免疫机制为速发型的是（　　）

    A. Ⅰ型　　　　　　　　　　　　B. Ⅱ型

    C. Ⅲ型　　　　　　　　　　　　D. Ⅳ型

4. Ⅰ型免疫反应，下列说法错误的是（　　）

    A. 多数在给药后数分钟至1小时即可发生

    B. 有些高敏患者甚至几秒钟即可出现反应

    C. 在给药几天后才会发生

    D. Ⅰ型免疫反应发生迅速

5. Ⅰ型免疫反应是由（　　）介导的

    A. IgE　　　　　　　　　　　　B. IgM

    C. IgG　　　　　　　　　　　　D. T细胞

6. Ⅳ型免疫反应是由（　　）介导的

    A. IgE　　　　　　　　　　　　B. IgM

    C. IgG　　　　　　　　　　　　D. T细胞

7. Ⅱ型免疫反应是（　　）

    A. 由IgE介导的　　　　　　　　B. 抗体介导的溶靶细胞过程

    C. 由IgG介导的　　　　　　　　D. 由T细胞介导的

8.Ⅲ型免疫反应是（　　）介导。

    A.由IgE介导的　　　　　　　　　　B.抗体介导的溶靶细胞过程

    C.由免疫复合物介导的　　　　　　　D.由T细胞介导的

9.以下药物过敏反应为抗体介导的溶靶细胞过程的是（　　）

    A.药物诱发的血小板减少性紫癜　　B.药物相关性血管炎

    C.Stevens/Johnson 综合征　　　　　D.中毒性表皮坏死松解症

10.以下药物过敏反应为免疫复合物介导的是（　　）

    A.药物诱发的血小板减少性紫癜　　B.药物相关性血管炎

    C.Stevens/Johnson 综合征　　　　　D.中毒性表皮坏死松解症

11.Stevens/Johnson 综合征根据免疫机制属于（　　）

    A.Ⅰ型　　　　　　　　　　　　　　B.Ⅱ型

    C.Ⅲ型　　　　　　　　　　　　　　D.Ⅳ型

12.以下药物过敏反应为T细胞介导的是（　　）

    A.药物诱发的血小板减少性紫癜　　B.药物相关性血管炎

    C.血清病　　　　　　　　　　　　　D.中毒性表皮坏死松解症

13.以下药物过敏反应不是T细胞介导的是（　　）

    A.药物诱发的血小板减少性紫癜　　B.药物接触性皮炎

    C.Stevens/Johnson 综合　　　　　　D.中毒性表皮坏死松解症

14.对异种蛋白过敏者，慎用（　　）

    A.蜈蚣　　　　　　　　　　　　　　B.辛夷花

    C.芒硝　　　　　　　　　　　　　　D.何首乌

15.对花粉过敏史者，慎用（　　）

    A.蜈蚣　　　　　　　　　　　　　　B.辛夷花

    C.芒硝　　　　　　　　　　　　　　D.何首乌

16.以下中药的化学成分容易引起过敏反应的是（　　）

    A.大分子蛋白　　　　　　　　　　　B.多肽

    C.多糖　　　　　　　　　　　　　　D.以上都是

17.常见引起过敏反应的中药有（　　）

    A.水蛭　　　　　　　　　　　　　　B.地龙

    C.鸦胆子　　　　　　　　　　　　　D.以上都是

18.有关中药注射剂的说法，正确的是( )

    A.中药注射剂的超敏反应主要是I型速发型免疫反应

    B.中药注射液的超敏反应主要是类过敏反应

    C.中药注射液的超敏反应需要IgE介导

    D.中药注射液的超敏反应与药物剂量、用药浓度无关

19.常见引起过敏反应的中药注射剂是( )

    A.鱼腥草注射液   B.清开灵注射液

    C.双黄连注射液   D.以上都是

20.下列说法正确的是( )

    A.中药口服不会出现过敏

    B.有些中药内服时无过敏反应，则外用也不会有过敏反应

    C.中成药不会导致过敏

    D.中药注射剂容易引起过敏

21.有关中药过敏的说法，不正确的是( )

    A.中药过敏常见的症状表现为皮肤过敏反应，表现为荨麻疹、猩红热
      样皮疹、麻疹样皮疹、多形红斑、湿疹样皮疹

    B.中药过敏常见的症状可表现为全身过敏反应

    C.中药如果发生过敏性休克，应积极治疗

    D.中药安全性高，出现中药过敏反应不需要停药

22.有关大株红景天注射液的说法，不正确的是( )

    A.对使用该药品或含有大株红景天制剂曾发生过不良反应的患者禁用

    B.过敏体质的患者(包括对其他药品易发生过敏反应的患者)禁用

    C.妊娠期妇女可用

    D.偶见严重不良反应，表现为过敏性休克

23.关于银杏内酯注射液的说法，不正确的是( )

    A.对银杏类制剂有过敏或严重不良反应病史者禁用

    B.对乙醇、甘油过敏者禁用

    C.药品稀释应该严格按照要求配制

    D.用药后出现轻度眩晕、头痛或局部疼痛者，需立即停药

24.关于致康胶囊的说法，不正确的是( )

    A.服用本品后可能会出现恶心、腹泻、腹痛等消化道反应

B.个别患者服用后，可能出现轻度皮疹、瘙痒、腹泻、腹痛等症状，停药后可自行恢复

C.过敏体质者慎用

D.儿童禁用

25.患有阿司匹林诱发性哮喘或有既往史的患者禁止使用的药物是（　　）

A.洛索洛芬钠凝胶膏　　　　　　　B.致康胶囊

C.地奥司明片　　　　　　　　　　D.迈之灵片

26.关于消痛贴膏的说法，不正确的是（　　）

A.本品对皮肤敏感的患者可能出现不同程度的刺激反应

B.过敏型体质患者可能有胶布过敏反应或药物接触性反应，如瘙痒、红肿、水疱、色素沉着等

C.如出现明显水肿、水疱等重度皮肤刺激反应或过敏反应，应立即停药

D.孕妇禁用

27.关于注射用哌拉西林钠他唑巴坦钠的说法，正确的是（　　）

A.对任何辅料成分超敏的患者禁用

B.对任何其他β-内酰胺类活性物质有急性严重过敏反应病史者禁用

C.对有β-内酰胺酶抑制剂有过敏反应史者禁用

D.以上都对

28.对盐酸利多卡因注射液过敏的患者不推荐使用的药品是（　　）

A.盐酸罗哌卡因注射液　　　　　　B.硫酸阿托品注射液

C.复方倍他米松注射液　　　　　　D.醋酸曲安奈德注射液

29.对人免疫球蛋白类制品过敏的患者不推荐使用的药品是（　　）

A.破伤风人免疫球蛋白　　　　　　B.盐酸利多卡因注射液

C.注射用头孢曲松钠　　　　　　　D.醋酸曲安奈德注射液

30.对苯并咪唑类化合物过敏者禁用的药品是（　　）

A.枸橼酸莫沙必利片　　　　　　　B.艾司奥美拉唑镁肠溶片

C.格列齐特缓释片　　　　　　　　D.醋酸曲安奈德注射液

31.对降香制剂过敏，禁用的注射剂是（　　）

A.香丹注射液　　　　　　　　　　B.清开灵注射液

C.丹参注射液　　　　　　　　　　D.丹红注射液

32.对吩噻嗪类高度过敏的人，对以下药物也过敏的是（　　）

A.盐酸异丙嗪注射液　　　　　　　B.艾司奥美拉唑镁肠溶片

C.甲磺酸多沙唑嗪缓释片　　　　　D.注射用雷贝拉唑钠

33.对碘过敏者，不推荐使用的药品是（　　）

A.盐酸异丙嗪注射液　　　　　　　B.盐酸胺碘酮注射液

C.甲磺酸多沙唑嗪缓释片　　　　　D.注射用雷贝拉唑钠

34.对血液制品有过敏史者慎用的药品是（　　）

A.盐酸异丙嗪注射液　　　　　　　B.盐酸胺碘酮注射液

C.注射用人白介素-11　　　　　　D.注射用雷贝拉唑钠

35.对鸡蛋或大豆蛋白、大豆或花生制品过敏者不推荐使用的药品是（　　）

A.中/长链脂肪乳注射液　　　　　B.盐酸胺碘酮注射液

C.注射用人白介素-11　　　　　　D.注射用雷贝拉唑钠

36.对猪肉制品过敏者不推荐使用的药品是（　　）

A.盐酸氨溴索注射液　　　　　　　B.达肝素钠注射液

C.注射用人白介素-11　　　　　　D.注射用雷贝拉唑钠

37.对蜚蠊过敏不能使用的注射剂是（　　）

A.清开灵注射液　　　　　　　　　B.心脉隆注射液

C.丹参注射液　　　　　　　　　　D.丹红注射液

38.对聚乙二醇过敏的不推荐使用的药品是（　　）

A.盐酸氨溴索注射液　　　　　　　B.达肝素钠注射液

C.盐酸左西替利嗪口服溶液　　　　D.莫匹罗星软膏

39.关于门冬胰岛素-30注射液的说法，正确的是（　　）

A.对门冬胰岛素或本品中所含任何其他成分过敏者禁用

B.可静脉给药

C.可肌内注射

D.可用于胰岛素泵

40.关于注射用多种维生素的说法，不正确的是（　　）

A.本品可能发生全身性严重过敏反应，如表现为呼吸窘迫、胸部不适、荨麻疹、皮疹等

B.对本品中任何成分过敏者禁用

C.出现过敏反应症状或体征时，应立刻停止输注本品

D.不可用于静脉输注

41.对硝基咪唑类药物过敏的患者禁用的药品是(　　)

    A.奥硝唑氯化钠注射液　　　　　　B.左氧氟沙星氯化钠注射液

    C.注射用头孢哌酮钠舒巴坦钠　　　D.注射用奥美拉唑钠

42.对4-氨基喹啉类化合物过敏的患者禁用的药品是(　　)

    A.奥硝唑氯化钠注射液　　　　　　B.左氧氟沙星氯化钠注射液

    C.硫酸羟氯喹片　　　　　　　　　D.注射用奥美拉唑钠

43.对磺酰脲类过敏患者禁用的药品是(　　)

    A.奥硝唑氯化钠注射液　　　　　　B.左氧氟沙星氯化钠注射液

    C.硫酸羟氯喹片　　　　　　　　　D.托拉塞米片

44.对万古霉素的描述,下列正确的是(　　)

    A.万古霉素属于β-内酰胺类抗生素,其机制是阻碍细菌蛋白质的合成,对革兰阴性菌有效

    B.万古霉素属于β-内酰胺类抗生素,其机制是阻碍细菌细胞壁的合成,对革兰阴性菌有效

    C.万古霉素属于β-内酰胺类抗生素,其机制是阻碍细菌细胞壁的合成,对革兰阳性菌有效

    D.使用前需皮试

45.胰岛素注射液的过敏反应可表现为(　　)

    A.注射部分红肿、瘙痒　　　　　　B.荨麻疹

    C.血管神经性水肿　　　　　　　　D.以上都是

46.下列不是鲑降钙素注射液的不良反应的是(　　)

    A.眩晕　　　　　　　　　　　　　B.低钙血症

    C.过敏性皮疹　　　　　　　　　　D.骨质疏松

47.关于青霉素类药物的使用及注意事项的叙述,下列错误的是(　　)

    A.青霉素可用于鞘内注射

    B.青霉素钾盐不可快速静脉注射

    C.青霉素过敏者,青霉素类禁用

    D.青霉素即刻过敏或休克慎用或禁用头孢类

48.对氨基酸类药物过敏者禁用的药品是(　　)

    A.异甘草酸镁注射液　　　　　　　B.利伐沙班片

    C.注射用门冬氨酸鸟氨酸　　　　　D.甲钴胺片

49.氨基糖苷类抗生素最常见的不良反应是（　　）

    A.肾毒性、耳毒性   B.肝毒性

    C.过敏反应   D.神经－肌肉麻痹

50.长期大量使用糖皮质激素的副作用是（　　）

    A.骨质疏松   B.过敏

    C.花粉症   D.血小板减少症

二、多选题（每题2分，共20分）

1.患者使用药物以后发生的药物相关不良反应，其中B型反应是（　　）

    A.可预测   B.剂量非依赖性

    C.剂量依赖性   D.不可预测

2.药物过敏是（　　）

    A.由免疫机制介导   B.剂量非依赖性

    C.剂量依赖性   D.不可预测

3.药物过敏的表现症状有（　　）

    A.皮疹   B.发热

    C.瘙痒   D.支气管痉挛

4.关于药物过敏，下列说法正确的是（　　）

    A.由免疫机制介导

    B.由抗体如IgE、IgG或IgM等介导

    C.也可能由免疫细胞介导

    D.药物过敏属于A型不良反应

5.药物过敏Ⅰ型速发型免疫反应的严重表现有（　　）

    A.过敏性休克   B.低血压

    C.喉头水肿   D.支气管痉挛

6.关于香丹注射液，下列说法正确的是（　　）

    A.孕妇禁用

    B.哺乳期妇女禁用

    C.对丹参过敏禁用

    D.用药后出现过敏反应应立即停药

7.下列说法正确的是（　　）

    A.药物过敏反应根据免疫机制的不同分为Ⅰ、Ⅱ、Ⅲ、Ⅳ四型

B.Ⅰ型为 IgE 介导的速发型过敏反应，通常在给药后数分钟到 1 小时之内发生

C.Ⅱ型为抗体介导的溶靶细胞过程

D.Ⅲ型为免疫复合物介导

8.以下说法正确的是( )

A.Ⅰ型为 IgE 介导的速发型过敏反应，通常在给药后数分钟到 1 小时之内发生

B.Ⅱ、Ⅲ、Ⅳ型为非 IgE 介导的迟发型过敏反应，通常在给药 1 小时之后直至数天发生

C.皮试的主要目的是通过检测患者体内是否有针对该类药物及其代谢、降解产物的特异性 IgE 抗体(specific IgE，sIgE)，预测发生Ⅰ型(速发型)过敏反应的可能性，降低发生过敏性休克等严重过敏反应风险

D.预测Ⅱ、Ⅲ、Ⅳ型过敏反应不是皮试的目的，皮试也无法检测药品中是否含有杂质成分

9.关于红霉素肠溶片的说法，正确的是( )

A.对大环内酯类药物过敏者禁用

B.过敏反应表现为药物热、皮疹、嗜酸性粒细胞增多等

C.患者对一种红霉素制剂过敏或不能承受时，对其他红霉素制剂也可能过敏或不能承受

D.使用前需要皮试

10.关于注射用头孢唑林钠的说法，正确的是( )

A.使用中如发生过敏反应，需立即停药

B.有青霉素过敏性休克禁用

C.患者对一种头孢菌素过敏者对其他头孢菌素也可能过敏

D.使用前需要皮试

三、案例题(每题3分，共30分)

案例1

【处方描述】

患者信息

性别：女；年龄：60 岁。

临床诊断：脑梗死（水蛭过敏）

处方：

| 1.脑心通胶囊 | 0.4g×50 片 | 4 粒 | tid | po |
| 2.硝苯地平控释片 | 30mg×7 片 | 15mg | qd | po |

案例2

【处方描述】

患者信息

性别：男；年龄：65 岁。

临床诊断：肺癌（刺五加饮片过敏）、高血压

处方：

1.艾迪注射液	10ml×1 支	100ml	qd	ivd
2.0.9%氯化钠注射液	500ml×1 支	400ml	qd	ivd
3.硝苯地平缓释片	10mg×30 片	20mg	qd	po
4.非洛地平缓释片	10mg×30 片	10mg	qd	po

案例3

【处方描述】

患者信息

性别：男；年龄：62 岁。

临床诊断：肩周炎（磺胺类药物过敏）。

处方：

| 1.塞来昔布胶囊 | 0.2g×6 片 | 0.2g | bid | po |
| 2.乙哌立松片 | 100mg×27 片 | 150mg | tid | po |

案例4

【处方描述】

患者信息

性别：女；年龄：55 岁。

临床诊断：房颤（碘过敏）。

处方：

| 1.盐酸胺碘酮片 | 0.2g×14 片 | 0.2g | qd | po |

2.达比加群酯胶囊　　　150mg×14片　　150mg　　tid　　po

案例5

【处方描述】

患者信息

性别：女；年龄：58岁。

临床诊断： CKD Ⅴ期（钙剂过敏）

处方：

1.复方α-酮酸片　　　0.63g×100片　　4片　　　tid　　po

2.罗沙司他胶囊　　　50mg×10片　　100mg　　qd　　po

案例6

【处方描述】

患者信息

性别：男；年龄：58岁。

临床诊断： 头皮裂伤（人免疫球蛋白过敏）

处方：

1.破伤风人免疫球蛋白　250IU×1支　　250IU　　qd　　iv

2.头孢克洛缓释片　　　375mg×6片　　375mg　　bid　　po

案例7

【处方描述】

患者信息

性别：男；年龄：65岁。

临床诊断： 肝恶性肿瘤、中性粒细胞减少（大肠埃希菌制剂过敏）

处方：

1.重组人粒细胞刺激因子注射液　125μg×7支　　125μg　　qd　　im

2.甲磺酸仑伐替尼胶囊　　　　　4mg×16粒　　　8mg　　qd　　po

案例8

【处方描述】

患者信息

性别：女；年龄：55岁。

临床诊断：冠心病（水杨酸盐过敏）

处方：

1.阿司匹林肠溶片	0.1g×30片	100mg	qd	po
2.硫酸氢氯吡格雷片	75mg		qd	po
3.奥美拉唑肠溶胶囊	20mg		qd	po

案例9

【处方描述】

患者信息

性别：女；年龄：46岁。

临床诊断：痛风急性发作期、胃溃疡（既往使用阿司匹林诱发哮喘）

处方：

1.双氯芬酸钠肠溶片	0.1g×30片	100mg	qd	po
2.苯溴马隆片	50mg×10片	50mg	qd	po

案例10

【处方描述】

患者信息

性别：女；年龄：55岁。

临床诊断：面神经炎（肾上腺皮质激素类药物过敏）

处方：

1.醋酸泼尼松片	0.1g×30片	100mg	qd	po
2.甲钴胺片	0.5mg×30片	2mg	tid	po

易致敏药物处方审核试卷一参考答案

一、单选题（每题1分，共50分）

1.D　2.B　3.A　4.C　5.A　6.D　7.B　8.C　9.A　10.B

11.D　12.D　13.A　14.A　15.B　16.D　17.D　18.B　19.D　20.D

21.D　22.C　23.D　24.D　25.A　26.D　27.D　28.A　29.A　30.B

31.A　32.A　33.B　34.C　35.A　36.B　37.B　38.D　39.A　40.D

41.A　42.C　43.D　44.C　45.D　46.D　47.A　48.C　49.A　50.A

二、多选题（每题2分，共20分）

1.BD　2.ABD　3.ABCD　4.ABC　5.ABCD　6.ABCD　7.ABCD

8.ABCD　9.ABC　10.ABC

三、案例题（每题3分，共30分）

案例1

【处方描述】

患者信息

性别：女；年龄：60岁。

临床诊断：脑梗死（水蛭过敏）

处方：

1.脑心通胶囊	0.4g×50片	4粒	tid	po
2.硝苯地平控释片	30mg×7片	15mg	qd	po

【处方问题】

1.患者对水蛭过敏，禁用脑心通胶囊。（0.5分）

2.硝苯地平控释片为控释剂型，控释剂型不可以掰开，应整片吞服。（0.5分）

【处方分析】

1.脑心通胶囊含有水蛭，患者对水蛭过敏，禁用脑心通胶囊。（0.5分）

2.硝苯地平控释片为控释剂型，控释剂型不可以掰开，应整片吞服。将单次剂量调整为30mg或更换为同等效应的其他抗高血压药。（0.5分）

【干预建议】

1.取消脑心通胶囊，换用其他的功能主治相似的中成药。（0.5分）

2.硝苯地平控释片的剂量调整为30mg或更换为同等效应的其他抗高血压药。（0.5分）

案例2

【处方描述】

患者信息

性别：男；年龄：65岁。

临床诊断：肺癌（刺五加饮片过敏）、高血压

处方：

1.艾迪注射液	10ml×1支	100ml	qd	ivd
2.0.9%氯化钠注射液	500ml×1支	400ml	qd	ivd
3.硝苯地平缓释片	10mg×30片	20mg	qd	po
4.非洛地平缓释片	10mg×30片	10mg	qd	po

【处方问题】

1.患者对刺五加饮片过敏，禁用艾迪注射液。（0.5分）

2.硝苯地平缓释片和非洛地平缓释片重复用药。（0.5分）

【处方分析】

1.艾迪注射液的成分含有刺五加，患者对刺五加饮片过敏，禁用艾迪注射液。（0.5分）

2.非洛地平缓释片、硝苯地平控释片重复给药，两者都为二氢吡啶类钙通道阻滞剂。（0.5分）

【干预建议】

1.取消艾迪注射液，换用其他功能主治相同的其他药品。（0.5分）

2.建议联用不同类型的降压药。（0.5分）

案例3

【处方描述】

患者信息

性别：男；年龄：62岁。

临床诊断：肩周炎（磺胺类药物过敏）。

处方：

1.塞来昔布胶囊	0.2g×6片	0.2g	bid	po
2.盐酸乙哌立松片	100mg×27片	150mg	tid	po

【处方问题】

1.磺胺类药物过敏，禁用塞来昔布胶囊。（0.5分）

2.盐酸乙哌立松片超出说明书推荐剂量。（0.5分）

【处方分析】

1.塞来昔布结构中含有磺胺基团，该患者磺胺类药物过敏，禁用该药，可以改用其他不含磺胺基团的非甾体类抗炎镇痛药。（0.5分）

2.通常盐酸乙哌立松片推荐剂量为：成人一次1片（50mg），一日3次。（0.5分）

【干预建议】

1.换用其他非甾体类抗炎药。（0.5分）

2.盐酸乙哌立松片用法用量修改为一次1片（50mg），一日3次。（0.5分）

案例4

【处方描述】

患者信息

性别：女；年龄：55岁。

临床诊断：心房颤动（碘过敏）。

处方：

1.盐酸胺碘酮片	0.2g×14片	0.2g	qd	po
2.达比加群酯胶囊	150mg×14片	150mg	tid	po

【处方问题】

1.该患者有碘过敏史，禁用盐酸胺碘酮片。（0.5分）

2.达比加群酯胶囊给药频次不适宜。（0.5分）

【处方分析】

1.盐酸胺碘酮片说明书：已知对碘、胺碘酮或其中的赋形剂过敏禁用。该患者有碘过敏史，禁用盐酸胺碘酮片。（0.5分）

2.达比加群酯胶囊推荐剂量为：成人每次150mg，一日2次。（0.5分）

【干预建议】

1.停用盐酸胺碘酮片，换用其他抗心律失常药。（0.5分）

2.达比加群酯胶囊给药频次修改为一日2次。（0.5分）

案例5

【处方描述】

患者信息

性别：女；年龄：58岁。

临床诊断：CKD V 期（钙剂过敏）

处方：

1.复方 α-酮酸片	0.63g×100片	4片	tid	po
2.罗沙司他胶囊	50mg×10片	100mg	qd	po

【处方问题】

1.对钙剂过敏的患者禁用复方 α-酮酸片。（0.5分）

2.罗沙司他胶囊给药频次错误。（0.5分）

【处方分析】

1.对钙剂过敏的患者禁用复方 α-酮酸片。（0.5分）

2.罗沙司他胶囊给药频次错误，说明书给药频次为每周3次。（0.5分）

【干预建议】

1.停用复方 α-酮酸片。（0.5分）

2.罗沙司他胶囊给药频次改为每周3次。（0.5分）

案例6

【处方描述】

患者信息

性别：男；年龄：58岁。

临床诊断：头皮裂伤（人免疫球蛋白过敏）。

处方：

破伤风人免疫球蛋白	250iu×1支	250IU	qd	iv
头孢克洛缓释片	375mg×6片	375mg	bid	po

【处方问题】

1.对人免疫球蛋白过敏者禁用破伤风人免疫球蛋白。（0.5分）

2.破伤风人免疫球蛋白，给药途径错误。（0.5分）

【处方分析】

1.对人免疫球蛋白过敏者禁用破伤风人免疫球蛋白。（0.5分）

2.破伤风人免疫球蛋白说明书中供臀部肌内注射，不得用作静脉注射。

（0.5分）

【干预建议】

改用破伤风抗毒素。（1分）

案例7

【处方描述】

患者信息

性别：男；年龄：65岁。

临床诊断：肝恶性肿瘤、中性粒细胞减少（大肠埃希菌制剂过敏）

处方：

1.重组人粒细胞刺激因子注射液　125μg×7支　125μg　qd　　　im

2.甲磺酸仑伐替尼胶囊　　　　　4mg×16粒　　8mg　　qd　　　po

【处方问题】

1.对大肠埃希菌制剂过敏禁用重组人粒细胞刺激因子注射液。（0.5分）

2.重组人粒细胞刺激因子注射液给药途径错误。（0.5分）

【处方分析】

1.患者有大肠埃希菌制品过敏史，对大肠埃希菌制剂过敏者禁用重组人粒细胞刺激因子注射液。（0.5分）

2.重组人粒细胞刺激因子注射液给药途径错误，说明书给药途径为皮下或者静脉注射，每日一次。（0.5分）

【干预建议】

建议换用其他升高白细胞计数的药品。（1分）

案例8

【处方描述】

患者信息

性别：女；年龄：55岁。

临床诊断：冠心病（水杨酸盐过敏）

处方：

1.阿司匹林肠溶片　　　　0.1g×30片　　　　100mg　　qd　　po

2.硫酸氢氯吡格雷片　　　　　　　　　　　　75mg　　qd　　po

3.奥美拉唑肠溶胶囊　　　　　　　　　　　　20mg　　qd　　po

【处方问题】

1.该患者对水杨酸盐过敏，禁用阿司匹林肠溶片。（0.5分）

2.硫酸氢氯吡格雷片、奥美拉唑肠溶胶囊存在相互作用。（0.5分）

【处方分析】

1.该患者对水杨酸盐过敏，禁用阿司匹林肠溶片。（0.5分）

2.氯吡格雷属于P2Y12抑制剂，通过CYP2C19代谢后发挥作用，而奥美拉唑属于CYP2C19抑制剂，同时服用会影响氯吡格雷的抗血小板作用，可换为雷贝拉唑或泮托拉唑等影响较小的PPI。（0.5分）

【干预建议】

1.停用阿司匹林肠溶片。（0.5分）

2.可换为雷贝拉唑或泮托拉唑等影响较小的PPI。（0.5分）

案例9

【处方描述】

患者信息

性别：女；年龄：46岁。

临床诊断：痛风急性发作期、胃溃疡（既往使用阿司匹林诱发哮喘）

处方：

1.双氯芬酸钠肠溶片	0.1g×30片	100mg	qd	po
2.苯溴马隆片	50mg×10片	50mg	qd	po

【处方问题】

1.双氯芬酸钠肠溶片禁用于既往使用阿司匹林诱发哮喘患者，也禁用于有胃溃疡的患者。（0.5分）

2.苯溴马隆片不能在痛风急性发作期服用。（0.5分）

【处方分析】

1.双氯芬酸钠肠溶片禁用于既往使用阿司匹林诱发哮喘患者，也禁用于有胃溃疡的患者。（0.5分）

2.苯溴马隆片不能在痛风急性发作期服用，因为开始治疗阶段，随着组织中尿酸溶出，有可能加重病症。（0.5分）

【干预建议】

1.停用双氯芬酸钠肠溶片，使用糖皮质激素控制症状。（0.5分）

2.建议使用秋水仙碱片控制痛风急性发作症状。（0.5分）

案例10

【处方描述】

患者信息

性别：女；年龄：55岁。

临床诊断：面神经炎（肾上腺皮质激素类药物过敏）

处方：

1.醋酸泼尼松片	0.1g×30片	100mg	qd	po
2.甲钴胺片	0.5mg×30片	2mg	tid	po

【处方问题】

1.对肾上腺皮质激素类药物过敏史患者禁用醋酸泼尼松片。（0.5分）

2.甲钴胺片用法用量超出说明书推荐剂量。（0.5分）

【处方分析】

1.对肾上腺皮质激素类药物过敏史患者禁用醋酸泼尼松片。（0.5分）

2.甲钴胺片用法用量：成人一次1片，一日3次。（0.5分）

【干预建议】

1.停用醋酸泼尼松片。（0.5分）

2.甲钴胺片用法用量改为一次0.5mg，一日3次。（0.5分）

易致敏药物处方审核试卷二

一、单选题（每题1分，共50分）

1.青霉素的皮试结果，下列错误的是（　　）

    A.判定结果阴性方可使用

    B.对可疑阳性者，应在对侧前臂用0.9%氯化钠注射液做对照试验

    C.青霉素皮试结果为阳性时，医务人员应该将皮试结果告知患者及家属，此次治疗禁用青霉素

    D.皮试一般不会发生严重过敏

2.青霉素皮试液的浓度是（　　）

    A. 500U/ml   B. 400U/ml

    C. 300U/ml   D. 200U/ml

3.头孢菌素皮试液的浓度是（　　）

    A. 30~50U/ml   B. 2mg/ml

    C. 300~600U/ml   D. 30~60U/ml

4.下列说法正确的是（　　）

    A.需要做皮试的药物应在皮试结果阴性的前提下使用

    B.皮试结果阴性即可放心使用

    C.皮试阴性表示用药者不会对药物过敏

    D.皮试阴性则用药后出现过敏反应也不用观察

5.下列说法正确的是（　　）

    A.只有IgE介导的Ⅰ型速发型免疫反应才能使用皮试方法进行判断

    B.皮试可以判断Ⅱ型免疫反应

    C.皮试可以判断Ⅲ型免疫反应

    D.皮试可以判断Ⅳ型免疫反应

6.下列情况可以做青霉素皮试的是（　　）

    A.急性荨麻疹   B.哮喘急性发作

    C.慢性荨麻疹   D.高血压患者

7.下列说法错误的是（　　）

A.皮试的最常用部位是前臂曲侧

B.左右两臂一侧做试验，另一侧做对照

C.需要时也可选用上臂或背部皮肤

D.青霉素皮试皮试阴性可以随便使用青霉素类药物

8.患者因急性细菌性扁桃体炎使用青霉素钠治疗，用药前进行青霉素皮试，关于青霉素皮试液浓度和给药方法的说法正确的是（　　）

A.浓度5000U/ml，皮内注射0.1ml

B.浓度5000U/ml，肌内注射0.1ml

C.浓度500U/ml，皮内注射0.1ml

D.浓度500U/ml，肌内注射0.1ml

9.皮试又称（　　）

A.皮肤敏感试验　　　　　　　　B.点眼试验

C.口服过敏试验　　　　　　　　D.静脉注射试验

10.下列说法错误的是（　　）

A.药品的皮试主要用于预测Ⅰ型（速发型）过敏反应发生的概率，并不能预测所有的过敏反应

B.当皮试结果阴性时，仍有可能性发生过敏，用药过程仍应密切关注

C.一次皮试阳性终身不能再用该药

D.皮试为强阳性，则避免使用

11.青霉素类药物的共同特点是（　　）

A.抗菌谱广

B.主要作用于革兰阴性菌

C.可能发生过敏反应，且同类药品存在交叉过敏现象

D.耐酸，口服有效

12.下列关于维生素B_1注射液的叙述，错误的是（　　）

A.适用于维生素B_1的脚气病或Wernicke脑病的治疗，亦可用于维生素B_1缺乏引起的周围神经炎、消化不良等的辅助治疗

B.注射时偶见过敏反应，个别可发生过敏性休克

C.肌内注射，很少采用注射

D.使用前不需皮试

13.下列关于维生素B_1注射液的皮试方法，正确的是（　　）

A.用其 10 倍稀释液 0.1ml 作皮试

B.用其 100 倍稀释液 0.1ml 作皮试

C.用其 10 倍稀释液 1ml 作皮试

D.用其 100 倍稀释液 1ml 作皮试

14.患者因肺炎使用注射用哌拉西林钠舒巴坦钠治疗，使用前需做青霉素皮肤试验，下列药品可能影响对速发型过敏反应救治的是（　　）

    A.瑞舒伐他汀　　　　　　　　B.卡托普利

    C.阿司匹林肠溶片　　　　　　D.呋塞米

15.以下药品使用前需进行青霉素皮试的是（　　）

    A.瑞舒伐他汀　　　　　　　　B.卡托普利

    C.阿司匹林肠溶片　　　　　　D.阿莫西林胶囊

16.下列关于注射用A群链球菌的说法，错误的是（　　）

    A.本品含青霉素，使用前应做青霉素皮试

    B.有青霉素过敏史者禁用

    C.腔内治疗对恶性胸腔积液疗效明显

    D.发生过敏可对症处理，不需停药

17.注射用A群链球菌的皮试方法，正确的是（　　）

    A.皮试液为每1ml含500U青霉素，皮内注射0.05～0.1ml

    B.皮试液为每1ml含50U青霉素，皮内注射0.05～0.1ml

    C.皮试液为每1ml含500U青霉素，皮内注射0.5～1ml

    D.皮试液为每1ml含50U青霉素，皮内注射0.5～1ml

18.下列除哪种情况外禁止皮试（　　）

    A.皮肤划痕症　　　　　　　　B.皮肤肥大细胞增多症

    C.急慢性荨麻疹　　　　　　　D.高血脂

19.下列关于苄星青霉素注射液的叙述，错误的是（　　）

    A.苄星青霉素注射液为长效青霉素

    B.作用时间长，可每日一次给药

    C.只能肌内注射

    D.临用前加适量灭菌注射用水使成混悬剂

20.下列药品皮试需要选用注射用头孢呋辛钠皮试液的是（　　）

    A.头孢唑林注射液　　　　　　B.注射用头孢呋辛钠

C.头孢他啶注射液　　　　　　　　D.注射用苄星青霉素

21.下列关于青霉胺的叙述，错误的是（　　）

A.青霉胺用于治疗重金属中毒、肝豆状核变性

B.使用本品前要求做青霉素皮肤试验

C.皮试结果为阴性时才能使用

D.一日最大量一般不超过2g

22.下列关于磺苄西林钠的叙述，错误的是（　　）

A.磺苄西林钠用于腹腔感染、盆腔感染时，宜与抗厌氧菌联用

B.使用本品前无需做青霉素皮肤试验

C.用药前需详细询问患者药物过敏史

D.过敏反应可表现为皮疹、发热、过敏性休克

23.下列关于注射用美洛西林钠舒巴坦钠的叙述，错误的是（　　）

A.对青霉素类药物过敏者禁用

B.对舒巴坦过敏者禁用

C.用药前需详细询问患者药物过敏史

D.注射用美洛西林钠舒巴坦钠作用时间长，可每日一次给药

24.下列关于注射用头孢呋辛钠的叙述，错误的是（　　）

A.对青霉素类药物者发生过敏性休克，可慎用本品

B.本品不得在针管中与氨基糖苷类抗生素混合

C.对头孢菌素类抗生素过敏者禁用

D.注射用头孢呋辛钠需每日2～3次给药

25.鲑降钙素注射液（50IU/ml）的皮试方法，正确的是（　　）

A.抽取0.2ml，用5%葡萄糖或0.9%氯化钠注射液稀释至1.0ml，充分
混匀后，在前臂内侧给予0.1ml皮内注射

B.抽取0.2ml，用5%葡萄糖或0.9%氯化钠注射液稀释至1.0ml，充分
混匀后，在前臂内侧给予0.01ml皮内注射

C.抽取0.2ml，用5%葡萄糖或0.9%氯化钠注射液稀释至1.0ml，充分
混匀后，在前臂内侧给予1ml皮内注射

D.抽取0.2ml，用5%葡萄糖或0.9%氯化钠注射液稀释至1.0ml，充分
混匀后，在前臂内侧给予0.2ml皮内注射

26.下列关于破伤风人免疫球蛋白的叙述，错误的是（　　）

A.不能静脉注射

B.供臀部肌内注射

C.对人免疫球蛋白类制品有过敏史者禁用

D.本品需皮试

27.马破伤风免疫球蛋白的皮试方法，正确的是（　　）

　　A.用氯化钠注射液将抗毒素稀释10倍（0.1ml抗毒素加0.9ml氯化钠注射液），在前掌侧皮内注射0.05ml

　　B.用氯化钠注射液将抗毒素稀释100倍（0.1ml抗毒素加9.9ml氯化钠注射液），在前掌侧皮内注射0.05ml

　　C.用氯化钠注射液将抗毒素稀释10倍（0.1ml抗毒素加0.9ml氯化钠注射液），在前掌侧皮内注射0.5ml

　　D.用氯化钠注射液将抗毒素稀释100倍（0.1ml抗毒素加9.9ml氯化钠注射液），在前掌侧皮内注射0.5ml

28.下列关于马破伤风免疫球蛋白的叙述，错误的是（　　）

　　A.本品使用前必须先做过敏试验　　B.可静脉注射

　　C.过敏试验为阳性反应者慎用　　　D.可肌内注射

29.破伤风抗毒素的皮试方法，正确的是（　　）

　　A.用氯化钠注射液将破伤风抗毒素稀释10倍（0.1ml抗毒素加0.9ml氯化钠注射液），在前掌侧皮内注射0.05ml

　　B.用氯化钠注射液将破伤风抗毒素稀释100倍（0.1ml抗毒素加9.9ml氯化钠注射液），在前掌侧皮内注射0.05ml

　　C.用氯化钠注射液将破伤风抗毒素稀释10倍（0.1ml抗毒素加0.9ml氯化钠注射液），在前掌侧皮内注射0.1ml

　　D.用氯化钠注射液将破伤风抗毒素稀释10倍（0.1ml抗毒素加0.9ml氯化钠注射液），在前掌侧皮内注射0.01ml

30.下列关于破伤风抗毒素的叙述，错误的是（　　）

　　A.破伤风抗毒素应使用原液稀释后皮试

　　B.注射前必须先做过敏试验并详细询问既往过敏史

　　C.过敏试验为阳性反应者禁用

　　D.皮下或肌内注射

31.抗蝮蛇毒血清注射液的皮试方法，正确的是（　　）

A.取 0.1ml 抗血清加 0.9ml 生理氯化钠注射液，即 10 倍稀释。在前臂掌侧皮内注射 0.1ml

B.取 0.1ml 抗血清加 1.9ml 生理氯化钠注射液，即 20 倍稀释。在前臂掌侧皮内注射 0.5ml

C.取 0.1ml 抗血清加 1.9ml 生理氯化钠注射液，即 20 倍稀释。在前臂掌侧皮内注射 0.05ml

D.取 0.1ml 抗血清加 1.9ml 生理氯化钠注射液，即 20 倍稀释。在前臂掌侧皮内注射 0.1ml

32.关于抗腹蛇毒血清注射液的叙述，下列错误的是（　　）

A.抗腹蛇毒血清注射液应使用原液稀释后皮试

B.使用本品应同时注射破伤风免疫球蛋白

C.不可静脉注射

D.注射皮丘在 2cm 以内，且皮丘周围无红晕及蜘蛛足者为阴性

33.关于卡介菌纯蛋白衍生物的叙述，下列错误的是（　　）

A.急性传染病患者禁用

B.卡介菌纯蛋白衍生物使用时吸取本品 0.1ml，采取孟都氏法注射于前臂掌侧皮内

C.卡介菌纯蛋白衍生物用于结核病的临床诊断、卡介苗接种对象的选择及卡介苗接种后机体免疫反应监测

D.注射本药后 12 小时后检查注射部位反应以判定结果

34.关于注射用青霉素钠的叙述，下列错误的是（　　）

A.应用青霉素钠前需详细询问药物过敏史并进行青霉素皮肤试验

B.皮试阳性禁用

C.需每日 2～4 次给药

D.可选用 5% 葡萄糖注射液作为青霉素钠的溶媒

35.关于注射用头孢噻肟钠的叙述，下列错误的是（　　）

A.对头孢菌素过敏者禁用

B.有青霉素过敏性休克史者禁用本品

C.本品可与氨基糖苷类同瓶滴注

D.对一种头孢菌素过敏也可能对其他头孢菌素过敏

36.关于阿莫西林胶囊的叙述，下列错误的是（　　）

A.使用阿莫西林胶囊前需皮试，皮试结果为阴性才可以用药

B.皮试需停用 ACE I 类至少24小时或更改其他降压药

C.对青霉素类过敏者禁用

D.阿莫西林和头孢菌素类之间不存在交叉过敏

37.下列关于注射用糜蛋白酶的叙述，错误的是（　　）

A.使用注射用糜蛋白酶前需皮试，皮试结果为阴性才可以用药

B.可静脉注射

C.本品可引起组胺释放，导致注射局部疼痛、肿胀

D.如引起过敏反应，应立即停止使用，并用抗组胺类药物治疗

38.下列关于注射用黄芪多糖的叙述，错误的是（　　）

A.使用注射用黄芪多糖前需皮试　　B.使用葡萄糖注射液作为溶媒

C.皮试阳性者禁用　　　　　　　　D.孕妇忌用

39.注射用黄芪多糖的皮试方法，正确的是（　　）

A.以0.9%氯化钠注射液溶解本品，配置成浓度为0.05%的皮试液，在前臂屈侧皮内注射0.1ml

B.以0.9%氯化钠注射液溶解本品，配置成浓度为0.5%的皮试液，在前臂屈侧皮内注射0.1ml

C.以0.9%氯化钠注射液溶解本品，配置成浓度为0.05%的皮试液，在前臂屈侧皮内注射0.5ml

D.以0.9%氯化钠注射液溶解本品，配置成浓度为0.05%的皮试液，在前臂屈侧皮内注射0.05ml

40.下列关于注射用拉氧头孢钠的叙述，错误的是（　　）

A.不良反应有皮疹、荨麻疹、瘙痒、恶心等，停药后均可自行消失

B.对头孢菌素有过敏反应史者禁用

C.对青霉素过敏者慎用

D.应用前需进行青霉素皮试

41.下列关于注射用门冬酰胺酶的叙述，错误的是（　　）

A.凡首次采用本品或已用过本品但已停药一周或一周以上的患者，在注射本品前须做皮试

B.本品可经静脉滴注、静脉注射或肌内注射给药

C.对本品有过敏史或皮试阳性者禁用

D.不需皮试

42.下列关于米诺环素的叙述,错误的是( )

A.对四环素类药物过敏者禁用

B.可影响婴幼儿软骨发育,导致关节受损

C.可引起严重过敏

D.抑制生长发育

43.处方诊断为肺部感染,开具注射用哌拉西林钠舒巴坦钠。药师在审核其处方时发现没有开具青霉素皮试,以下操作正确的是( )

A.审核通过该处方

B.不通过此处方,联系医生开具青霉素皮试

C.自行添加皮试医嘱

D.口头告知护士进行青霉素皮试

44.下列关于普鲁卡因肾上腺素注射液的叙述,错误的是( )

A.普鲁卡因肾上腺素注射液用药前须做过敏试验

B.普鲁卡因肾上腺素注射液用药前不需做过敏试验

C.高血压患者禁用

D.用于阻滞麻醉、浸润麻醉和封闭疗法等

45.下列关于抗蛇毒血清皮试的叙述,错误的是( )

A.皮丘周围无红晕及蜘蛛足者为阴性

B.若注射部位出现皮丘增大、红肿、浸润,特别是形似伪足或有痒感者,为阳性反应

C.若阳性可疑者,预先注射马来酸氯苯那敏10mg,15分钟后再注射本品,若阳性者应采用脱敏注射法

D.若阳性可疑者,预先注射马来酸氯苯那敏10mg,15分钟后再注射本品,若阳性者禁用

46.下列情况不应该做皮试的是( )

A.皮肤肥大细胞增多症   B.冠心病患者

C.脑卒中   D.阑尾炎

47.关于心脉隆注射液的皮试,以下说法错误的是( )

A.心脉隆注射液使用不前需皮试

B.取心脉隆注射液0.1ml用0.9%氯化钠注射液稀释1 000倍制成皮试

液，在前臂内侧皮内注射皮试液0.1ml，观察20分钟

C.若皮丘直径超过1cm，为阳性反应

D.皮肤无红肿或虽有轻微红肿但直径＜1cm者为阴性反应

48.关于中药注射剂的说法，正确的是（　　）

A.目前中药注射剂尚缺乏规范的皮试方法

B.中药注射剂皮试的试验方法、皮试液的配制、结果的判断标准等主要参考青霉素的皮试试验

C.中药注射剂发生过敏反应少，反应也比较轻

D.皮试对于降低中药注射剂过敏反应的发生率具有积极意义

49.细胞色素C注射液的皮试方法，正确的是（　　）

A.将本品注射液以0.9%氯化钠注射液稀释成0.03mg/ml浓度，注入皮内0.3～0.5ml

B.将本品注射液以0.9%氯化钠注射液稀释成0.3mg/ml浓度，注入皮内0.03～0.05ml

C.将本品注射液以0.9%氯化钠注射液稀释成0.01mg/ml浓度，注入皮内0.03～0.05ml

D.将本品注射液以0.9%氯化钠注射液稀释成0.03mg/ml浓度，注入皮内0.03～0.05ml

50.关于胸腺肽注射液的叙述，错误的是（　　）

A.对于过敏体质者，注射前或治疗终止后再用药，需做皮内敏感试验

B.只能肌内注射

C.皮试方法：配成25μg/ml的溶液，皮内注射0.1ml

D.皮试阳性反应者禁用

二、多选题（每题2分，共20分）

1.碘过敏试验的方法包括（　　）

A.口服碘过敏试验　　　　　　　B.皮内注射法

C.静脉注射法　　　　　　　　　D.结膜试验

2.对哪两类药物过敏者，对呋塞米可能亦过敏的是（　　）

A.磺胺类　　　　　　　　　　　B.噻嗪类利尿药

C.H_1受体拮抗剂　　　　　　　D.糖皮质激素类

3.下面不是胰岛素不良反应的是(　　)

A.过敏性休克　　　　　　　　B.高钾血症

C.粒细胞减少　　　　　　　　D.抑制生长发育

4.关于阿莫西林钠克拉维酸钾片的叙述，正确的是(　　)

A.应用阿莫西林钠克拉维酸钾片前需详细询问药物过敏史并进行青霉素皮肤试验

B.阿莫西林钠克拉维酸钾片为时间依赖性抗菌药物，使用频次为每日一次

C.青霉素皮肤试验结果呈阳性反应者禁用

D.病毒性感染可用

5.药物过敏/超敏反应的完整病史采集应该包括(　　)

A.药物过敏的临床表现　　　　B.基础疾病和伴随因素

C.患者基本信息　　　　　　　D.既往有药物过敏史和家族过敏史

6.青霉素皮试的禁忌证有(　　)

A.近4周发生过速发型过敏反应者

B.过敏性休克高危人群，如哮喘控制不佳、小剂量过敏原导致严重过敏反应病史等

C.有皮肤划痕症、皮肤肥大细胞增多症、急慢性荨麻疹等皮肤疾病

D.青霉素皮试阳性

7.过敏试验的方法有(　　)

A.皮内注射　　　　　　　　　B.点眼试验

C.口服过敏试验　　　　　　　D.静脉注射试验

8.皮肤试验包括(　　)

A.点刺试验　　　　　　　　　B.皮内试验

C.口服过敏试验　　　　　　　D.静脉注射试验

9.下列关于注射用苄星青霉素的叙述，正确的是(　　)

A.主要用于预防风湿热复发，也可用于控制链球菌感染的流行

B.成人一次60~120万U，2~4周1次

C.临用前加适量灭菌注射用水制成混悬液，静脉注射

D.应用前须进行青霉素皮肤试验

10.下列说法正确的是(　　)

A.在皮肤试验中，多种药物在国际或国内还没有统一的测试浓度标准

B.体内试验是诊断药物过敏/超敏反应的主要标准，但体内试验具有一定风险

C.体内试验结果会受患者体质和测试药物浓度影响

D.药物超敏反应分为速发型反应和迟发型反应

三、案例题（每题3分，共30分）

案例1

【处方描述】

患者信息

性别：女；年龄：50岁

临床诊断：肺部感染。

处方：

注射用哌拉西林钠他唑巴坦钠	2.5g×6支	2.5g	qd	ivd
0.9%氯化钠注射液	100ml×6支	100ml	qd	ivd

案例2

【处方描述】

患者信息

性别：女；年龄：55岁

临床诊断：牙髓炎、高血压。

处方：

1.普鲁卡因肾上腺素注射液	2ml×1支	2ml	局部注射	
2.双氯芬酸钠缓释片	0.1g×12片	0.1g	tid	po

案例3

【处方描述】

患者信息

性别：女；年龄：33岁

临床诊断：急性荨麻疹。

处方：

1.0.9%氯化钠注射液	10ml×1支	AST

1.注射用青霉素钠	80万U×1支		AST	
2.0.9%氯化钠注射液	100ml×6支	100ml	bid	ivd
3.注射用哌拉西林钠他唑巴坦钠	4.5g×6支	4.5g	bid	ivd

案例4

【处方描述】

患者信息

性别：男；年龄：58岁

临床诊断：肝切除术后。

处方：

1.注射用胰蛋白酶	2.5万单位×2支	5万单位	qd	im
2.灭菌注射用水	5ml×1支	2ml	qd	im
3.注射用艾普拉唑	10mg×1支	10mg	qd	ivd
4.0.9%氯化钠注射液	250ml×1支	250ml	qd	ivd

案例5

【处方描述】

患者信息

性别：女；年龄：55岁

临床诊断：骨关节感染（喹诺酮类药物过敏）。

处方：

1.左氧氟沙星片	0.5g×20片	1片	qd	po
2.塞来昔布胶囊	0.2g×6片	0.2g	qd	po
3.依托考昔片	60mg×6片	60mg	qd	po

案例6

【处方描述】

患者信息

性别：女；年龄：55岁

临床诊断：淋巴母细胞淋巴瘤。

处方：

1.注射用门冬酰胺酶	5000u×1支	5000u	q2d	im
2.0.9%氯化钠注射液	10ml×1支	2ml	q2d	im
3.醋酸波尼松片	5mg×12片	20mg	tid	po

案例7

【处方描述】

患者信息

性别：女；年龄：40岁

临床诊断：肾功能不全（CKD Ⅱ期），2型糖尿病，肺部感染。

处方：

1.盐酸莫西沙星氯化钠注射液	250ml×3支	250ml	qd	ivd
2.盐酸莫西沙星氯化钠注射液	250ml×1支	0.05ml	AST	
3.格列本脲片	2.5mg×100片	2.5mg	bid	po
4.消渴丸	1瓶	5丸	tid	po

案例8

【处方描述】

患者信息

性别：女；年龄：56岁

临床诊断：肺恶性肿瘤（对铂类化合物过敏有超敏反应）。

处方：

1.卡铂注射液	100mg×3支	260mg	qd	ivd
2.0.9%氯化钠注射液	500ml×1支	500ml	qd	ivd

案例9

【处方描述】

患者信息

性别：女；年龄：56岁

临床诊断：皮肤裂伤。

处方：

1. 破伤风抗毒素注射液　　1500IU×1支　　1500iu　　qd　　im
2. 头孢克肟胶囊　　　　　0.2g×1粒　　　0.4g　　　bid　　po

案例10

【处方描述】

患者信息

性别：男；年龄：58岁

临床诊断：梅毒、高血压。

处方：

1. 注射用苄星青霉素　　120万U×2支　　240万U　　qw　　im
2. 灭菌注射用水　　　　10ml×1支　　　4ml　　　qw　　iv
3. 贝那普利片　　　　　10mg×14片　　　10mg　　bid　　po

易致敏药物处方审核试卷二参考答案

一、单选题（每题1分，共50分）

1.D　2.A　3.B　4.A　5.A　6.D　7.D　8.C　9.A　10.C

11.C　12.D　13.A　14.B　15.D　16.D　17.A　18.D　19.B　20.B

21.D　22.B　23.D　24.A　25.A　26.D　27.A　28.B　29.A　30.C

31.D　32.C　33.D　34.D　35.C　36.D　37.B　38.B　39.A　40.D

41.D　42.D　43.B　44.B　45.D　46.A　47.A　48.C　49.D　50.B

二、多选题（每题2分，共20分）

1.ABCD　2.AB　3.BCD　　4.AC　5.ABCD　6.ABC　7.ABCD

8.AB　9.ABD　10.ABCD

三、案例题（每题3分，共30分）

案例1

【处方描述】

患者信息

性别：女；年龄：50岁。

临床诊断：肺部感染。

处方：

| 注射用哌拉西林钠他唑巴坦钠 | 2.5g×6支 | 2.5g | qd | ivd |
| 0.9%氯化钠注射液 | 100ml×6支 | 100ml | qd | ivd |

【处方问题】

1.注射用哌拉西林钠他唑巴坦钠没有开具皮试。（0.5分）

2.注射用哌拉西林钠他唑巴坦钠给药频次不适宜。（0.5分）

【处方分析】

1.注射用哌拉西林钠他唑巴坦钠无注明过敏试验及结果的判定，依据说明书用药前需做青霉素皮肤试验并注明皮试结果。（0.5分）

2.注射用哌拉西林钠他唑巴坦钠给药频次不合理，哌拉西林他唑巴坦是时间依赖性抗菌药物，哌拉西林与他唑巴坦是4∶1，应每日2次给药；如果是8∶1，可以2次，也可以3~4次。（0.5分）

【干预建议】

1.注射用哌拉西林钠他唑巴坦钠需皮试，注明过敏试验及结果的判定。（0.5分）

2.注射用哌拉西林钠他唑巴坦钠给药频次改为bid或tid。（0.5分）

案例2

【处方描述】

患者信息

性别：女；年龄：55岁

临床诊断：牙髓炎、高血压。

处方：

| 1.普鲁卡因肾上腺素注射液 | 2ml×1支 | 2ml | 局部注射 | |
| 2.双氯芬酸钠缓释片 | 0.1g×12片 | 0.1g | tid | po |

【处方问题】

1.普鲁卡因肾上腺素注射液用药前须做过敏试验。（0.5分）

2.双氯芬酸钠缓释片用法用量超过说明书推荐剂量。（0.5分）

【处方分析】

1.普鲁卡因肾上腺素注射液用药前须做过敏试验。（0.5分）

2.双氯芬酸钠缓释片用法用量超过说明书推荐剂量。其说明书用法用量：

成人推荐剂量为一日一次，每次100mg。（0.5分）

【干预建议】

1.普鲁卡因肾上腺素注射液用药前须做过敏试验。（0.5分）

2.双氯芬酸钠缓释片用量改为一日一次，每次100mg。（0.5分）

案例3

【处方描述】

患者信息

性别：女；年龄：33岁

临床诊断：急性荨麻疹。

处方：

1.0.9%氯化钠注射液	10ml×1支	AST		
2.青霉素钠粉针	80万U×1支	AST		
3.0.9%氯化钠注射液	100ml×6支	100ml	bid	ivd
4.注射用哌拉西林钠他唑巴坦钠	4.5g×6支	4.5g	bid	ivd

【处方问题】

1.无适应证用药：患者诊断急性荨麻疹，无指征选择注射用哌拉西林钠他唑巴坦钠进行治疗。（0.5分）

2.急慢性荨麻疹等皮肤疾病禁止皮试。（0.5分）

【处方分析】

1.患者诊断为急性荨麻疹，非感染性疾病，无指征选择注射用哌拉西林钠他唑巴坦钠进行治疗。（0.5分）

2.《青霉素皮肤试验专家共识》提示有皮肤划痕症、皮肤肥大细胞增多症、急慢性荨麻疹等皮肤疾病禁止皮试，注射用哌拉西林钠他唑巴坦钠注射前要进行皮试，而患者本身的皮疹有可能影响注射用哌拉西林钠他唑巴坦钠皮试结果的观察。（0.5分）

【干预建议】

停用注射用哌拉西林钠他唑巴坦钠。（1分）

案例4

【处方描述】

患者信息

性别：男；年龄：58岁

临床诊断：肝切除术后。

处方：

1.注射用胰蛋白酶	2.5万U×2支	5万U	qd	im
2.灭菌注射用水	5ml×1支	2ml	qd	im
3.注射用艾普拉唑	10mg×1支	10mg	qd	ivd
4.0.9%氯化钠注射液	250ml×1支	250ml	qd	ivd

【处方问题】

1.注射用胰蛋白酶没有开具皮试。（0.5分）

2.注射用艾普拉唑溶媒用量错误。（0.5分）

【处方分析】

1.注射用胰蛋白酶用药前先用针头蘸本品溶液做皮肤划痕试验，显示阴性反应，方可注射。该处方建议医生做皮试，并在处方注明过敏试验及结果的判定。（0.5分）

2.注射用艾普拉唑10mg溶解于100ml 0.9%氯化钠注射液中，静脉滴注，溶媒用量应为100ml。（0.5分）

【干预建议】

1.注射用胰蛋白酶需要皮试阴性后使用。（0.5分）

2.注射用艾普拉唑的溶媒改为100ml。（0.5分）

案例5

【处方描述】

患者信息

性别：女；年龄：55岁。

临床诊断：骨关节感染（喹诺酮类药物过敏）。

处方：

1.左氧氟沙星片	0.5g×20片	1片	qd	po
2.塞来昔布胶囊	0.2g×6片	0.2g	qd	po
3.依托考昔片	60mg×6片	60mg	qd	po

【处方问题】

1.对喹诺酮类药物过敏的患者禁用左氧氟沙星片。（0.5分）

2.依托考昔与塞来昔布胶囊联合使用属于重复用药。（0.5分）

【处方分析】

1.对喹诺酮类药物过敏的患者禁用左氧氟沙星片。(0.5分)

2.依托考昔与塞来昔布胶囊均属于非甾体类抗炎药,药效相似,且因该类药物蛋白结合率较高,联合使用相互竞争蛋白降低药效,增加不良反应,不宜联合使用。(0.5分)

【干预建议】

1.停用左氧氟沙星片,换用其他类抗感染药物。(0.5分)

2.依托考昔与塞来昔布只能选用一种。(0.5分)

案例6

【处方描述】

患者信息

性别:女;年龄:55岁

临床诊断:淋巴母细胞淋巴瘤。

处方:

1.注射用门冬酰胺酶	5000u×1支	5000U	q2d	im
2.0.9%氯化钠注射液	10ml×1支	2ml	q2d	im
3.醋酸泼尼松片	5mg×12片	20mg	tid	po

【处方问题】

1.醋酸泼尼松片给药频次不适宜。(0.5分)

2.注射用门冬酰胺酶首次用药前须进行皮试。(0.5分)

【处方分析】

1.为避免糖皮质激素对肾上腺皮质轴的抑制作用,醋酸泼尼松片最好每日上午8:00左右给药,每日给药一次。(0.5分)

2.注射用门冬酰胺酶首次用药或停药至少1周者,用药前须进行皮试。皮试阴性者方可用药。(0.5分)

【干预建议】

1.醋酸泼尼松片给药频次修改为每次60mg,每天一次。(0.5分)

2.注射用门冬酰胺酶首次用药前须进行皮试。(0.5分)

案例7

【处方描述】

患者信息

性别:女;年龄:40岁

临床诊断：肾功能不全（CKDⅡ期），2型糖尿病，肺部感染

处方：

1.盐酸莫西沙星氯化钠注射液	250ml×3支	250ml	qd	iv
2.盐酸莫西沙星氯化钠注射液	250ml×1支	0.05ml	AST	
3.格列本脲片	2.5mg×100片	2.5mg	bid	po
4.消渴丸	1瓶	5丸	tid	po

【处方问题】

1.盐酸莫西沙星氯化钠注射液不需要皮试。（0.5分）

2.消渴丸联用格列本脲属于重复用药。（0.5分）

【处方分析】

1.盐酸莫西沙星氯化钠注射液说明书没有规定需要皮试。（0.5分）

2.消渴丸含有格列本脲成分，联用格列本脲属于重复用药。（0.5分）

【干预建议】

1.盐酸莫西沙星氯化钠注射液不需要皮试。（0.5分）

2.消渴丸和格列本脲不能联用。（0.5分）

案例8

【处方描述】

患者信息

性别：女；年龄：56岁

临床诊断：肺恶性肿瘤（对铂类化合物有超敏反应）。

处方：

1.卡铂注射液	100mg×3支	260mg	qd	iv
2.0.9%氯化钠注射液	500ml×1支	500ml	qd	iv

【处方问题】

1.患者对铂类化合物发生过超敏反应，应慎重选用卡铂注射液。（0.5分）

2.卡铂注射液溶媒选用错误。（0.5分）

【处方分析】

1.既往对铂类发生超敏反应的患者可考虑皮试。如果皮试阳性，应予脱敏治疗或终止铂类药物化疗和（或）换用非铂类药物。（0.5分）

2.卡铂注射液溶媒选用错误，根据说明书溶媒应选择5%葡萄糖注射液。（0.5分）

【干预建议】

1.对于既往对铂类药物发生超敏反应的患者可考虑皮试。如果皮试阳性，应予脱敏治疗或终止铂类药物化疗和（或）换用非铂类药物。（0.5分）

2.卡铂注射液溶媒改为5%葡萄糖注射液。（0.5分）

案例9

【处方描述】

患者信息

性别：女；年龄：56岁

临床诊断：皮肤裂伤。

处方：

1.破伤风抗毒素注射液	1500IU×1支	1500IU	qd	im
2.头孢克肟胶囊	0.2g×1粒	0.4g	bid	po

【处方问题】

1.破伤风抗毒素注射液必须先做过敏试验并详细询问既往过敏史。（0.5分）

2.头孢克肟胶囊使用剂量超出说明书推荐剂量。（0.5分）

【处方分析】

1.破伤风抗毒素注射液必须先做过敏试验并详细询问既往过敏史。（0.5分）

2.头孢克肟胶囊说明书：成人每日0.4g，可单次或分两次服。（0.5分）

【干预建议】

1.破伤风抗毒素注射液必须先做过敏试验并详细询问既往过敏史。（0.5分）

2.头孢克肟胶囊的剂量建议改为每次0.2g，每天2次。（0.5分）

案例10

【处方描述】

患者信息

性别：男；年龄：58岁

临床诊断：梅毒、高血压。

处方：

1.注射用苄星青霉素	120万U×2支	240万U	qw	im

| 2.灭菌注射用水 | 10ml×1支 | 4ml | qw | iv |
| 3.贝那普利片 | 10mg×14片 | 10mg | bid | po |

【处方问题】

1.注射用苄星青霉素未开具皮试。（0.5分）

2.注射用苄星青霉素皮试前要停用贝那普利至少24小时。（0.5分）

【处方分析】

1.使用注射用苄星青霉素前处方未开具青霉素皮试。（0.5分）

2.贝那普利属于ACEI类，可影响速发型过敏反应的救治，建议皮试前应停用贝那普利至少24小时。（0.5分）

【干预建议】

1.注射用苄星青霉素需皮试阴性后使用。（0.5分）

2.注射用苄星青霉素皮试前要停用贝那普利至少24小时。（0.5分）

易致敏药物处方审核试卷三

一、单选题（每题1分，共50分）

1.以下药品不需要皮试的是（　　）
　　A.阿莫西林胶囊　　　　　　　　B.门冬酰胺酶
　　C.注射用胰蛋白酶　　　　　　　D.硝普钠

2.以下药品需要皮试的是（　　）
　　A.破伤风人免疫球蛋白　　　　　B.破伤风抗毒素
　　C.阿米卡星注射液　　　　　　　D.硝普钠

3.阿莫西林胶囊使用前须进行青霉素皮肤敏感试验，皮试用药是（　　）
　　A.阿莫西林胶囊　　　　　　　　B.阿莫西林注射液
　　C.青霉素　　　　　　　　　　　D.氨苄西林

4.处方中有需皮试药品，审核时需注意合并使用下列药物，可能影响皮试结果是（　　）
　　A.氯苯那敏　　　　　　　　　　B.硝苯地平
　　C.二甲双胍　　　　　　　　　　D.阿司匹林

5.患者对乙醇过敏，需要禁用的药品是（　　）
　　A.藿香正气水　　　　　　　　　B.脉络宁注射液
　　C.清开灵注射液　　　　　　　　D.肾康注射液

6.患者对红参过敏，处方中不推荐使用的药品是（　　）
　　A.双黄连粉针剂　　　　　　　　B.川芎嗪注射液
　　C.清开灵注射液　　　　　　　　D.参麦注射液

7.使用下列药物可能影响速发型过敏反应救治的是（　　）
　　A.硝苯地平　　　　　　　　　　B.阿卡波糖
　　C.美托洛尔　　　　　　　　　　D.阿司匹林

8.患者对薏苡仁油制剂过敏，不推荐使用的注射剂是（　　）
　　A.康莱特注射液　　　　　　　　B.脉络宁注射液
　　C.清开灵注射液　　　　　　　　D.参麦注射液

9.使用下列药物不会影响皮试结果的是（　　）

A.雷尼替丁   B.氯雷他定

C.氮䓬斯汀鼻喷剂   D.阿司匹林

10.青霉素类药物前均应进行皮试。停药（ ）以上，应重新皮试。

  A.72小时   B.48小时

  C.一周   D.24小时

11.下列错误的是（ ）

  A.口服的青霉素类药物，不需要皮试

  B.口服的头孢类药物，不需要皮试

  C.头孢类药物，如果药物说明书明确提出需要皮试的，在给药前应进行皮试

  D.在皮试时做好急救准备

12.青霉素的皮试，下列错误的是（ ）

  A.青霉素皮试液的浓度为500U/ml

  B.皮试液以现配现用为佳，如需保存宜4℃冷藏，但时间不应超过24小时

  C.青霉素皮试阳性，表明不宜使用青霉素类药物

  D.皮试不会导致速发型过敏

13.青霉素的皮试，下列错误的是（ ）

  A.用75%乙醇消毒屈侧腕关节上方三横指（1岁以下儿童二横指）处皮肤，对乙醇敏感者改用0.9%氯化钠注射液，抽取皮试液0.1ml（含青霉素50U），作皮内注射成一皮丘（儿童注射0.02~0.03ml）

  B.20分钟后观察，如局部出现红肿，直径>1cm（或比原皮丘增大超过3mm）或局部红晕为阳性

  C.对可疑阳性者，应重新做皮试

  D.忌用碘酊消毒，以免影响对局部反应的观察

14.下列错误的是（ ）

  A.如果患者对青霉素类严重过敏，应禁用头孢菌素类抗菌药

  B.如果对青霉素一般过敏，则可根据病情需要慎重选用头孢菌素类抗菌药

  C.对青霉素一般过敏者，宜选用第二、三、四代头孢菌素，特别是第三、四代头孢菌素更为安全

  D.有青霉素过敏史的患者，不能使用头孢菌素类

15.使用青霉胺，需要做的皮试是（ ）

    A.青霉素皮试　　　　　　　　　B.头孢菌素皮试

    C.原液皮试　　　　　　　　　　D.抗血清皮试

16.处方开具A群链球菌制剂，需要合并开具的皮试液是（　　）

    A.青霉素　　　　　　　　　　　B.头孢菌素

    C.原液　　　　　　　　　　　　D.抗血清

17.使用抗狂犬病血清，需要做的皮试是（　　）

    A.青霉素皮试　　　　　　　　　B.头孢菌素皮试

    C.原液皮试　　　　　　　　　　D.抗血清皮试

18.中药导致的皮肤过敏反应主要表现为（　　）

    A.荨麻疹　　　　　　　　　　　B.猩红热样皮疹

    C.麻疹样皮疹　　　　　　　　　D.以上都是

19.使用青霉素类的患者，以下给药途径需要进行皮试的是（　　）

    A.静脉　　　　　　　　　　　　B.肌肉

    C.口服　　　　　　　　　　　　D.以上都是

20.青霉素皮试液的配制方法，正确的是（　　）

    A.青霉素钾盐或钠盐以0.9%氯化钠注射液配制成为含20万U/ml青霉素
       溶液（每瓶80万U，注入4ml 0.9%氯化钠注射液即成）→取20万U/ml
       溶液0.1ml，加0.9%氯化钠注射液至1ml，成为2万U/ml溶液→取
       2万U/ml溶液0.1ml，加0.9%氯化钠注射液至1ml，成为2000U/ml
       溶液→取2000U/ml溶液0.25ml，加0.9%氯化钠注射液至1ml，成
       为500U/ml浓度的青霉素皮试液

    B.青霉素钾盐或钠盐以0.9%氯化钠注射液配制成为含20万U/ml青霉素
       溶液（每瓶80万U，注入4ml 0.9%氯化钠注射液即成）→取10万U/ml
       溶液0.1ml，加0.9%氯化钠注射液至1ml，成为1万U/ml溶液→取
       1万U/ml溶液0.1ml，加0.9%氯化钠注射液至1ml，成为1000U/ml溶
       液→取1000U/ml溶液0.25ml，加0.9%氯化钠注射液至1ml，成为
       250U/ml浓度的青霉素皮试液

    C.青霉素钾盐或钠盐以0.9%氯化钠注射液配制成为含20万U/ml青霉素
       溶液（每瓶80万U，注入4ml 0.9%氯化钠注射液即成）→取40万U/ml
       溶液0.1ml，加0.9%氯化钠注射液至1ml，成为4万U/ml溶液→取
       4万U/ml溶液0.1ml，加0.9%氯化钠注射液至1ml，成为2000U/ml溶

液→取 2000U/ml 溶液 0.25ml，加 0.9% 氯化钠注射液至 1ml，成为 1000U/ml 浓度的青霉素皮试液

D.青霉素钾盐或钠盐以 0.9% 氯化钠注射液配制成为含 10 万 U/ml 青霉素溶液（每瓶 40 万 U，注入 4ml 0.9% 氯化钠注射液即成）→取 10 万 U/ml 溶液 0.1ml，加 0.9% 氯化钠注射液至 1ml，成为 1 万 U/ml 溶液→取 1 万 U/ml 溶液 0.1ml，加 0.9% 氯化钠注射液至 1ml，成为 1000U/ml 溶液→取 1000U/ml 溶液 0.25ml，加 0.9% 氯化钠注射液至 1ml，成为 250U/ml 浓度的青霉素皮试液

21.皮试中发生严重速发性过敏反应，下列错误的是（　　）

A.迅速中止皮试操作，待情况稳定再行皮试

B.及时建立静脉通路

C.予以肌内或皮下注射肾上腺素（1∶1000 肾上腺素，成人 0.3～0.5ml；儿童 0.01mg/kg 体重，最大 0.3ml，每 15～20 分钟可重复）

D.吸氧及糖皮质激素等其他药物治疗

22.关于头孢菌素类皮试的说法，下列错误的是（　　）

A.不推荐在使用头孢菌素前常规进行皮试

B.既往有明确的青霉素或头孢菌素Ⅰ型（速发型）过敏史患者，可选用原液皮试

C.药品说明书中规定需进行皮试的，需要皮试

D.皮试液浓度为 500U/ml

23.下列哪个药品，处方需要开具原液皮试（　　）

A.注射用阿莫西林

B.注射用头孢呋辛钠

C.注射用哌拉西林钠他唑巴坦钠

D.英夫利昔单抗

24.下列关于英夫利昔单抗，说法错误的是（　　）

A.在使用本品前，做结核菌素皮肤试验及胸部 X 线片的筛查试验

B.有陈旧性结核病复发或新感染的患者应首选抗结核治疗 2～3 个月

C.接受本品的患者对各种感染，尤其是分枝杆菌感染较为易感，导致感染加重

D.使用英夫利昔单抗前，不需要做结核菌素皮肤试验

25.关于头孢哌酮钠舒巴坦钠的说法，错误的是（   ）

　　A.不需常规做皮试

　　B.如需要皮试的话，使用头孢哌酮钠舒巴坦钠皮试

　　C.皮试浓度推荐为2mg/ml

　　D.如需要皮试的话，使用头孢唑林皮试

26.注射用普鲁卡因青霉素的说法，正确的是（   ）

　　A.不需常规做皮试

　　B.使用前需要进行青霉素、普鲁卡因皮肤试验

　　C.使用前只需要做普鲁卡因皮肤试验

　　D.使用前只需要做青霉素皮肤试验

27.下列说法错误的是（   ）

　　A.头孢菌素类的β-内酰胺酶抑制剂复方制剂，皮试适应证和方法可
　　　参照头孢菌素类药物

　　B.碳青霉烯类给药前无需常规进行皮试，如药品说明书要求使用前做
　　　皮试，参照头孢菌素类处理

　　C.头孢霉素类给药前无需常规进行皮试，如药品说明书要求使用前做
　　　皮试，参照头孢菌素类处理

　　D.青霉烯类给药前无需常规进行皮试，如药品说明书要求使用前做皮
　　　试，参照青霉素类处理

28.下列头孢类皮试的说法，错误的是（   ）

　　A.不推荐在使用头孢菌素前常规进行皮试

　　B.既往有明确的青霉素或头孢菌素Ⅰ型（速发型）过敏史，需要皮试

　　C.药品说明书中规定需进行皮试的头孢菌素使用前需皮试

　　D.有明确的青霉素或头孢菌素Ⅰ型（速发型）过敏史，不能使用头孢
　　　类抗生素

29.患者，女性，因外伤，需要注射破伤风抗毒素，下列错误的是（   ）

　　A.不需皮试

　　B.皮试方法：在前臂掌侧皮内注射0.05～0.1ml

　　C.皮内注射后需观察30分钟

　　D.注射部位无明显反应，或者皮丘小于1cm、红晕小于2cm，同时没
　　　有其他不适，即为皮试阴性

30.患者，女性，因骨质疏松，需要注射鲑降钙素注射液，下列错误的是（　　）

    A.一般情况下，本品治疗前不需要皮试

    B.必须皮试才可以使用

    C.使用稀释后的无菌鲑降钙素注射液做皮试

    D.注射后观察15分钟，出现中度红斑或水疱则为阳性反应，不适合本品治疗

31.以下药品，处方不需要开具皮试的是（　　）

    A.大株红景天注射液　　　　　B.白喉抗毒素注射液

    C.抗蛇毒血清注射液　　　　　D.抗狂犬病血清注射液

32.患者对聚山梨酯20过敏，不推荐使用以下哪个药品（　　）

    A.阿利西尤单抗注射液　　　　B.非布司他片

    C.迈之灵片　　　　　　　　　D.抗狂犬病血清注射液

33.患者对红霉素过敏，不推荐使用以下哪个药品（　　）

    A.阿利西尤单抗注射液　　　　B.阿奇霉素片

    C.迈之灵片　　　　　　　　　D.甲钴胺片

34.患者对莫西沙星过敏，不推荐使用以下哪个药品（　　）

    A.阿利西尤单抗注射液　　　　B.阿奇霉素片

    C.左氧氟沙星　　　　　　　　D.甲钴胺片

35.对庆大霉素过敏，不推荐使用以下哪个药品（　　）

    A.硫酸阿米卡星注射液　　　　B.阿奇霉素片

    C.左氧氟沙星　　　　　　　　D.甲钴胺片

36.患者对人工牛黄过敏，不推荐使用以下哪种药品（　　）

    A.藿香正气水　　　　　　　　B.大活络胶囊

    C.清咽滴丸　　　　　　　　　D.六味地黄丸

37.对林可霉素类过敏，不推荐使用以下哪个药品（　　）

    A.硫酸阿米卡星注射液　　　　B.注射用美罗培南

    C.盐酸克林霉素棕榈酸酯分散片　D.甲钴胺片

38.对青藤碱过敏，不推荐使用以下哪个药品（　　）

    A.硫酸阿米卡星注射液　　　　B.正清风痛宁缓释片

    C.盐酸克林霉素棕榈酸酯分散片　D.甲钴胺片

39.下列关于注射用胰蛋白酶，错误的是（　　）

　　A.用药前先用针头蘸本品溶液做皮肤划痕试验。显示阴性反应，方可注射

　　B.用药前不需皮试

　　C.本品可引起组胺释放，可给予抗组胺药和对症药物控制

　　D.本品偶可致过敏性休克

40.下列关于抑肽酶注射液，错误的是（　　）

　　A.过敏体质者慎用，如出现过敏反应，应立即停用抑肽酶，并进行过敏反应的处理

　　B.推荐使用抑肽酶的同时，静脉给予H_2受体拮抗剂（抗组胺剂）

　　C.使用本药前应进行过敏反应试验

　　D.使用本药前不需进行过敏反应试验

41.在对皮试药品的审方工作中，应根据以下哪些要求来进行审核（　　）

　　A.法律法规　　　　　　　　　B.药品说明书

　　C.临床用药须知　　　　　　　D.以上都是

42.下列关于细胞色素C注射液，错误的是（　　）

　　A.用药前需做过敏试验，有皮试、划痕法、滴眼法等过敏试验方法

　　B.终止用药后再继续用药时，过敏反应尤易发生，须再做皮试，且应用用药量较小的皮内注射法

　　C.使用本药前应无需皮试

　　D.滴眼法：取本品药液（5mg/ml）滴于结膜囊内，观察20分钟

43.关于清开灵注射液，以下说法错误的是（　　）

　　A.本品可发生过敏性休克，应在有抢救条件的医疗机构使用

　　B.初次使用的患者要加强监测

　　C.本品稀释后，必须在4小时以内用完

　　D.使用前必须皮试

44.应用抗组胺药物可能影响皮试结果，皮试前应停用全身应用一代抗组胺药（苯海拉明）至少（　　）

　　A.72小时　　　　　　　　　　B.48小时

　　C.一周　　　　　　　　　　　D.24小时

45.以下哪种注射液处方必须开具皮试（　　）

　　A.注射用黄芪多糖　　　　　　B.清开灵注射液

C.丹参注射液　　　　　　　　D.热毒宁注射液

46.患者对雄黄过敏，不推荐使用以下哪种药品（　　）

　　A.川芎嗪注射液　　　　　　　B.牛黄解毒片

　　C.清开灵注射液　　　　　　　D.参麦注射液

47.应用抗组胺药物可能影响皮试结果，皮试前应停用H_2受体拮抗剂至少（　　）

　　A.72小时　　　　　　　　　　B.48小时

　　C.一周　　　　　　　　　　　D.24小时

48.下列关于鲑降钙素注射液的说法，错误的是（　　）

　　A.鲑降钙素注射液用于治疗骨质疏松症

　　B.使用本品前是必须作皮试的

　　C.鲑降钙素是一种多肽，对身体易发生系统性的过敏反应

　　D.若有对任何多种药物过敏史的患者，治疗用药前必须使用稀释后的无菌鲑降钙素注射液做皮试才安全

49.下列关于阿奇霉素片的说法，错误的是（　　）

　　A.阿奇霉素片应每日口服给药一次

　　B.使用阿奇霉素片前是需要做皮试的

　　C.已知对阿奇霉素、红霉素、其他大环内酯类或酮内酯类药物过敏的患者禁用

　　D.使用阿奇霉素后有胆汁淤积性黄疸/肝功能不全病史的患者禁用

50.对普鲁卡因过敏的患者不推荐使用的药品是（　　）

　　A.盐酸昂丹司琼注射液　　　　B.盐酸甲氧氯普胺注射液

　　C.地塞米松磷酸钠注射液　　　D.注射用胸腺法新

二、多选题（每题2分，共20分）

1.需要皮试的药物包括（　　）

　　A.部分抗菌药物　　　　　　　B.部分生物制剂

　　C.说明书有要求的药物　　　　D.部分麻醉药品

2.皮试结果阳性判断为（　　）

　　A.皮丘周围有严重红晕　　　　B.皮丘周围有伪足

　　C.患者全身皮肤出现瘙痒及红疹　　D.皮丘变成较大红斑

3.下列哪项是正确的是（　　）

A.青霉素类药物在使用过程中停药72小时以上者，需重新做皮试

B.既往青霉素皮试阳性或有过敏史者需充分了解过敏反应类型及发生时间，临床医师进行综合评估后方能确定患者是否可以再次试验，并提前备好抢救药品及设备

C.青霉素皮试液应单一患者使用，现用现配

D.皮试前要评估患者既往史、过敏史、用药史

4.下列制剂药品需要做青霉素皮试的是（   ）

A.A群链球菌制剂 　　　　　B.青霉胺

C.注射用哌拉西林钠他唑巴坦钠 　　D.注射用头孢呋辛钠

5.关于肉毒抗毒素皮试的内容，下列正确的是（   ）

A.用生理盐水将抗毒素稀释10倍（0.1ml抗毒素加0.9ml 0.9%氯化钠注射液），在前臂掌侧皮内注射0.05ml，观察30分钟

B.注射部位无明显反应者，即为阴性，可在严密观察下直接注射抗毒素

C.如注射部位出现皮丘增大、红肿、浸润，特别是形似伪足或有痒感者或伴有全身症状，如荨麻疹、鼻咽刺痒、喷嚏等，则为强阳性反应，应避免使用抗毒素

D.即使是无过敏史者或过敏反应阴性者，也并非没有发生过敏性休克的可能，为慎重起见，应先注射少量于皮下进行试验，观察无异常反应，再将全量注射于皮下或肌内

6.关于碘化油注射液的说法，正确的是（   ）

A.对碘过敏者禁用

B.碘化油做子宫输卵管造影，应先做口服碘过敏试验

C.碘化油注射液用于瘘管造影，不需要做过敏试验

D.所有的碘化造影剂都可能引起轻微或严重的过敏反应

7.关于门冬酰胺酶的说法，下列正确的是（   ）

A.凡首次采用门冬酰胺酶（左旋门冬酰胺酶）或已使用过本品但已停药1周或1周以上的患者，在注射本品前须做皮试

B.对本品有过敏史禁用

C.用0.1ml皮试液（约为2.0U）做皮试，至少观察1小时，如有红斑或风团即为皮肤阳性反应

D.注射前需备有抗过敏反应的药物

8.关于苯妥英钠的叙述，下列正确的是（　　）

　　A.对乙内酰脲类药有过敏史禁用　　　B.阿-斯综合征禁用

　　C.窦房结阻滞禁用　　　　　　　　　D.窦性心动过缓禁用

9.关于卡介菌纯蛋白衍生物的说法，下列正确的是（　　）

　　A.卡介菌纯蛋白衍生物使用时吸取本品0.1ml，采取孟都氏法注射于前臂掌侧皮内

　　B.注射部位凡有水疱、坏死、淋巴管炎者均属强阳性反应

　　C.患急性传染病、急性眼结膜炎者暂不宜使用

　　D.卡介菌纯蛋白衍生物用于结核病的临床诊断、卡介苗接种对象的选择及卡介苗接种后机体免疫反应监测

10.关于抗五步蛇毒血清的说法，下列正确的是（　　）

　　A.使用抗五步蛇毒血清前需要先进行皮试

　　B.使用抗血清须特别注意防止过敏反应

　　C.皮试结果为阳性则禁用

　　D.凡本人及其直系亲属曾有支气管哮喘、花粉症、湿疹或血管神经性水肿等病史，应对某种物质过敏，或本人过去曾注射马血清制剂者，均须特别提防过敏反应

三、案例题（每题3分，共30分）

案例1

【处方描述】

患者信息

性别：女；年龄：55岁

临床诊断：糖尿病、磺胺类药物过敏。

处方：

| 1.格列齐特缓释片 | 30mg×30片 | 30mg | qd | po |
| 2.盐酸二甲双胍片 | 0.25g×30片 | 1g | tid | po |

案例2

【处方描述】

患者信息

性别：男；年龄：51岁

临床诊断： 弥漫性大细胞淋巴瘤（鼠蛋白过敏）。

处方：

1.利妥昔单抗注射液	500mg/50ml×1支	500mg	qw	iv
2.盐酸左西替利嗪口服溶液	10ml*10支×1盒	10ml	qd	po

案例3

【处方描述】

患者信息

性别：女；年龄：55岁

临床诊断： 支原体肺炎（红霉素过敏）。

处方：

1.注射用阿奇霉素	0.25g×3支	0.25g	qd	iv
2.0.9%氯化钠注射液	100ml×3瓶	100ml	qd	iv

案例4

【处方描述】

患者信息

性别：女；年龄：55岁

临床诊断： 盆腔肿物、卵巢恶性肿瘤（碘过敏）。

处方：

1.碘化油注射液	480mg/ml×1支	480mg	子宫造影	
2.多烯磷脂酰胆碱注射液	5ml×1支	10ml	qd	iv
3.0.9%氯化钠注射液	100ml×1支	100ml	qd	iv

案例5

【处方描述】

患者信息

性别：女；年龄：45岁

临床诊断： 肺部感染。

处方：

1.氯雷他定分散片	10mg×6片	10mg	qd	po

2.阿莫西林胶囊	0.5g×18 片	0.5g	tid	po
3.0.9%氯化钠注射液	10ml×1 支	AST		
4.青霉素钠粉针	80万U×1 支	AST		

案例6

【处方描述】

患者信息

性别：男；年龄：65 岁

临床诊断：牙龈炎（石膏过敏）。

处方：

1.牛黄解毒丸	3g×12 丸	1 丸	tid	po
2.梅花点舌丸	10丸（1g）×1盒	3 丸	qd	po

案例7

【处方描述】

患者信息

性别：女；年龄：52 岁

临床诊断：慢性阻塞性肺疾病急性发作，肺部感染（青霉素过敏）。

处方：

1.0.9%氯化钠注射液	100ml×9 支	100ml	q8h	iv
2.注射用头孢曲松钠	1g×18 支	2g	q8h	iv
3.0.9%氯化钠注射液	10ml×1 支	AST		
4.注射用青霉素钠	80万U×1 支	AST		

案例8

【处方描述】

患者信息

性别：女；年龄：68 岁

临床诊断：急性上呼吸道感染。

处方：

1.0.9%氯化钠注射液	100ml×6 支	100ml	q12h	iv

2.注射用头孢他啶	1g×6支	1g	q12h	iv
3.0.9%氯化钠注射液	10ml×1支	AST		
4.注射用头孢他啶	1g×1支	AST		

案例9

【处方描述】

患者信息

性别：男；年龄：20岁。

临床诊断：十二指肠溃疡（苯并咪唑类过敏）。

处方：

1.雷贝拉唑钠肠溶胶囊	20mg×6片	20mg	bid	po

案例10

【处方描述】

患者信息

性别：女；年龄：50岁。

临床诊断：直肠癌（对5-氟尿嘧啶过敏）。

处方：

1.注射用奥沙利铂	50mg×3支	150mg	qd	iv
2.0.9%氯化钠注射液	250ml×1支	250ml	qd	iv
3.卡培他滨片	500mg×56片	2000mg	q12h	po

易致敏药物处方审核试卷三参考答案

一、单选题（每题1分，共50分）

1.D　2.B　3.C　4.A　5.A　6.D　7.C　8.A　9.D　10.A

11.A　12.D　13.C　14.D　15.A　16.A　17.C　18.D　19.D　20.A

21.A　22.D　23.B　24.D　25.D　26.B　27.D　28.D　29.A　30.B

31.A　32.A　33.B　34.C　35.A　36.C　37.C　38.B　39.B　40.D

41.D　42.C　43.D　44.A　45.A　46.B　47.B　48.B　49.B　50.B

二、多选题（每题2分，共20分）

1.ABCD　2.ABCD　3.ABCD　4.ABC　5.ABCD　6.ABCD　7.ABCD

8.ABCD　9.ABCD　10.ABCD

三、案例题（每题3分，共30分）

案例1

【处方描述】

患者信息

性别：女；年龄：55岁。

临床诊断：糖尿病（磺胺类药物过敏）

处方：

1.格列齐特缓释片	30mg×30片	30mg	qd	po
2.盐酸二甲双胍片	0.25g×30片	1g	tid	po

【处方问题】

1.对磺胺类药物过敏患者禁用格列齐特缓释片。（0.5分）

2.盐酸二甲双胍片用法用量超过说明书推荐剂量。（0.5分）

【处方分析】

1.对磺胺类药物过敏史患者禁用格列齐特缓释片。（0.5分）

2.盐酸二甲双胍片用法用量：最大推荐剂量为每天2g。（0.5分）

【干预建议】

1.停用格列齐特缓释片。（0.5分）

2.盐酸二甲双胍片用法用量改为每天不超过2g。（0.5分）

案例2

【处方描述】

患者信息

性别：男；年龄：51岁。

临床诊断：弥漫性大B细胞淋巴瘤（鼠蛋白过敏）。

处方：

1.利妥昔单抗注射液（美罗华）	500mg/50ml×1支	500mg	qw	ivgtt
2.盐酸左西替利嗪口服溶液	10ml*10支×1盒	10ml	qd	po

【处方问题】

1.患者有鼠蛋白过敏史，禁用利妥昔单抗注射液。（0.5分）

2.利妥昔单抗注射液需要稀释后静脉滴注。（0.5分）

【处方分析】

1.利妥昔单抗注射液说明书禁忌项：对鼠蛋白过敏的患者禁用利妥昔单抗注射液。（0.5分）

2.利妥昔单抗注射液需要稀释后静脉滴注。（0.5分）

【干预建议】

改用其他抗肿瘤药。（1分）

案例3

【处方描述】

患者信息

性别：女；年龄：55岁。

临床诊断：支原体肺炎（红霉素过敏）

处方：

1.注射用阿奇霉素	0.25g×3支	0.25g	qd	ivgtt
2.0.9%氯化钠注射液	100ml×3瓶	100ml	qd	ivgtt

【处方问题】

1.对红霉素过敏的患者禁用阿奇霉素。（0.5分）

2.注射用阿奇霉素给药浓度不适宜。（0.5分）

【处方分析】

1.对红霉素过敏的患者禁用阿奇霉素。（0.5分）

2.注射用阿奇霉素给药浓度不适宜（错误点）；根据说明书阿奇霉素溶液应配置为1.0~2.0mg/ml，0.25g阿奇霉素加入100ml 0.9%氯化钠注射液中，浓度为2.5mg/ml，浓度过高；应选择0.9%氯化钠注射液250ml。（0.5分）

【干预建议】

选用其他抗生素。（1分）

案例4

【处方描述】

患者信息

性别：女；年龄：55岁。

临床诊断：盆腔肿物、卵巢恶性肿瘤（碘过敏）

处方：

1.碘化油注射液	480mg/ml×1支	480mg		子宫造影
2.多烯磷脂酰胆碱注射液	5ml×1支	10ml	qd	ivd
3.0.9%氯化钠注射液	100ml×1支	100ml	qd	ivd

【处方问题】

1.患者对碘过敏，禁用碘化油注射液。（0.5分）

2.多烯磷脂酰胆碱注射液严禁用电解质溶液稀释。（0.5分）

【处方分析】

1.用碘化油做支气管造影、子宫输卵管造影和肌内注射者，应先做口服碘过敏试验。对有造影剂反应病史、对碘过敏及有变态反应（支气管哮喘、花粉症、食物过敏）或高敏状态的患者，其使用碘造影剂的不良反应发生率高，除非特别需要，建议不做碘造影剂检查。（0.5分）

2.多烯磷脂酰胆碱注射液严禁用电解质溶液稀释。建议使用5%葡萄糖溶液。（0.5分）

【干预建议】

1.患者对碘过敏，建议不做碘造影剂检查。（0.5分）

2.多烯磷脂酰胆碱注射液的溶媒改为5%葡萄糖溶液。（0.5分）

案例5

【处方描述】

患者信息

性别：女；年龄：45岁。

临床诊断：肺部感染。

处方：

1.氯雷他定分散片	10mg×6片	10mg	qd	po
2.阿莫西林胶囊	0.5g×18片	0.5g	tid	po
3.0.9%氯化钠注射液	10ml×1支	AST		
4.注射用青霉素钠	80万U×1支	AST		

【处方问题】

1.氯雷他定片可能影响皮试结果。（0.5分）

2.阿莫西林胶囊需皮试阴性方可使用，处方未注明皮试结果。（0.5分）

【处方分析】

1.氯雷他定是二代抗组胺药，同时应用抗组胺药可能影响皮试结果。（0.5分）

2.阿莫西林胶囊需皮试阴性方可使用，处方未注明皮试结果。（0.5分）

【干预建议】

1.阿莫西林胶囊皮试阴性后可使用，或者换用不需皮试的抗菌药物。（0.5分）

2.皮试前不同时应用氯雷他定片。（0.5分）

案例6

【处方描述】

患者信息

性别：男；年龄：65岁。

临床诊断：牙龈炎（石膏过敏）

处方：

1.牛黄解毒丸	3g×12丸	1丸	tid	po
2.梅花点舌丸	10丸（1g）×1盒	3丸	qd	po

【处方问题】

1.患者对石膏过敏，禁用牛黄解毒丸。（0.5分）

2.牛黄解毒和梅花点舌丸都含有雄黄，不宜同时服用。（0.5分）

【处方分析】

1.牛黄解毒丸含有石膏，患者对石膏过敏，禁用牛黄解毒丸。（0.5分）

2.牛黄解毒和梅花点舌丸都含有雄黄，不宜同时服用。（0.5分）

【干预建议】

取消牛黄解毒丸。（1分）

案例7

【处方描述】

患者信息

性别：女；年龄：52岁。

临床诊断：COPD急性发作，肺部感染（青霉素过敏）。

处方：

1.0.9%氯化钠注射液	100ml×9支	100ml	q8h	ivd

2.注射用头孢曲松钠	1g×18支	2g	q8h	ivd
3.0.9%氯化钠注射液	10ml×1支	AST		
4.青霉素钠粉针	80万U×1支	AST		

【处方问题】

1.头孢菌素类抗菌药物应选择原液皮试。（0.5分）

2.注射用头孢曲松钠给药频次不适宜。（0.5分）

【处方分析】

1.头孢菌素类抗菌药物应选择原液皮试，该处方用青霉素钠制成皮试液，建议医生用头孢曲松钠原液做皮试，并在处方注明过敏试验及结果的判定。（0.5分）

2.头孢曲松钠因半衰期较长，能在较长时间内维持MIC，故使用频次可12小时一次或一日一次即可。（0.5分）

【干预建议】

1.注射用头孢曲松钠用原液皮试。（0.5分）

2.注射用头孢曲松钠给药频次建议改为qd或bid。（0.5分）

案例8

【处方描述】

患者信息

性别：女；年龄：68岁。

临床诊断：急性上呼吸道感染。

处方：

1.0.9%氯化钠注射液	100ml×6支	100ml	bid	ivd
2.注射用头孢他啶	1g×6支	1g	bid	ivd
3.0.9%氯化钠注射液	10ml×1支	AST		
4.注射用头孢他啶	1g×1支	AST		

【处方问题】

1.注射用头孢他啶用药与诊断不相符。（0.5分）

2.不推荐在使用头孢菌素前常规进行皮试。（0.5分）

【处方分析】

1.注射用头孢他啶用药与诊断不相符，急性上呼吸道感染多由病毒引起，一般不需要应用抗菌药物，确有细菌感染指征才可用药。急性上呼吸道感染

不宜首选三代头孢类抗菌药物头孢他啶。(0.5分)

2.根据国家卫生健康委办公厅印发的《β-内酰胺类抗菌药物皮肤试验指导原则》,不推荐使用头孢菌素前常规进行皮试。仅以下情况需要皮试:既往有明确的青霉素或头孢菌素Ⅰ型(速发型)过敏史患者;药品说明书中规定需进行皮试的。(0.5分)

【干预建议】

1.建议完善感染的相关诊断。(0.5分)

2.头孢他啶不需皮试。(0.5分)

案例9

【处方描述】

患者信息

性别:男;年龄:20岁。

临床诊断:十二指肠溃疡(苯并咪唑类过敏)。

处方:

1.雷贝拉唑钠肠溶胶囊　　　　20mg×6片　　　20mg　　　bid　　　po

【处方问题】

1.雷贝拉唑钠给药频次不适宜。(0.5分)

2.患者对苯并咪唑类过敏,禁用雷贝拉唑肠溶胶囊。(0.5分)

【处方分析】

1.雷贝拉唑钠每日2次给药不适宜,用于十二指肠溃疡应每日1次给药。(0.5分)

2.患者对苯并咪唑类过敏,禁用雷贝拉唑肠溶胶囊,可换用H_2受体拮抗剂。(0.5分)

【干预建议】

1.雷贝拉唑钠给药频次修改为qd。(0.5分)

2.患者对苯并咪唑类过敏,禁用雷贝拉唑肠溶胶囊,可换用H_2受体拮抗剂。(0.5分)

案例10

【处方描述】

患者信息

性别:女;年龄:50岁。